现代著名老中医名著重刊丛书

中国中医研究院西苑医院儿科 整理

第一辑

现代著名老中医名著重刊丛书

赵心波

儿科临床经验选编

人民卫生出版社

图书在版编目(CIP)数据

赵心波儿科临床经验选编/中国中医研究院西苑医院儿科整理.—北京:人民卫生出版社,2005.9
(现代著名老中医名著重刊丛书 第一辑)
ISBN 978-7-117-06972-4

Ⅰ.赵… Ⅱ.中… Ⅲ.小儿疾病-中医学临床-经验-中国-现代 Ⅳ.R272

中国版本图书馆CIP数据核字(2005)第079833号

现代著名老中医名著重刊丛书
第一辑
赵心波儿科临床经验选编

整　　理:中国中医研究院西苑医院儿科
出版发行:人民卫生出版社(中继线 010-59780011)
地　　址:北京市朝阳区潘家园南里19号
邮　　编:100021
E - mail:pmph @ pmph.com
购书热线:010-59787592　010-59787584　010-65264830
印　　刷:三河市尚艺印装有限公司
经　　销:新华书店
开　　本:850×1168　1/32　　印张:6.25
字　　数:134千字
版　　次:2005年9月第1版　2024年3月第1版第16次印刷
标准书号:ISBN 978-7-117-06972-4
定　　价:13.00元
打击盗版举报电话:010-59787491　E-mail:WQ @ pmph.com
质量问题联系电话:010-59787234　E-mail:zhiliang @ pmph.com

出版说明

秦伯未、施今墨、蒲辅周等著名医家，既熟通旧学，又勤修新知；既提倡继承传统中医，又不排斥西医诊疗技术的应用，在中医学发展过程中起到了承前启后的作用。这批著作均成于他们的垂暮之年，有的甚至撰写于病榻之前，无论是亲自撰述，还是口传身授，或是其弟子整理，都集中反映了他们毕生所学和临床经验之精华，诸位名老中医不吝秘术、广求传播，所秉承的正是力求为民除瘼的一片赤诚之心。诸位先贤治学严谨，厚积薄发，所述医案，辨证明晰，治必效验，不仅具有很强的临床实用性，其中也不乏具有创造性的建树；医话著作则娓娓道来，深入浅出，是学习中医的难得佳作，为近世不可多得的传世之作。

由于原版书出版的时间已久，已很难见到，部分著作甚至已成为学习中医者的收藏珍品，为促进中医临床和中医学术水平的提高，我社决定将一批名医名著编为《现代著名老中医名著重刊丛书》分批出版，以飨读者。其中“第一辑”收录13种名著：

《中医临证备要》　　《施今墨临床经验集》

《蒲辅周医案》　　《蒲辅周医疗经验》

《岳美中论医集》　　《岳美中医案集》

《郭士魁临床经验选集——杂病证治》

《钱伯煊妇科医案》　　　　《朱小南妇科经验选》
《赵心波儿科临床经验选编》《赵锡武医疗经验》
《朱仁康临床经验集——皮肤外科》
《张赞臣临床经验选编》

这批名著原于20世纪60年代前后至80年代初在我社出版，自发行以来一直受到读者的广泛欢迎，其中多数品种的发行量都达到了数十万册，在中医界产生了很大的影响，对提高中医临床水平和中医事业的发展起到了极大的推动作用。

为使读者能够原汁原味地阅读名老中医原著，我们在重刊时采取尽可能保持原书原貌的原则，主要修改了原著中疏漏的少量印制错误，规范了文字用法和体例层次，在版式上则按照现在读者的阅读习惯予以编排。此外，为不影响原书内容的准确性，避免因换算造成的人为错误，部分旧制的药名、病名、医学术语、计量单位、现已淘汰的检测项目与方法等均未改动，保留了原貌。对于犀角、虎骨等现已禁止使用的药品，本次重刊也未予改动，希冀读者在临证时使用相应的代用品。

人民卫生出版社
2005年7月

前　　言

赵心波老中医，现年77岁，有50余年的临床经验，尤其擅长小儿科。建国后，他与新、老中西医密切合作，治愈了不少疑难重症，积累了丰富的经验。

遵照毛主席关于“中国医药学是一个伟大的宝库，应当努力发掘，加以提高”的教导，和周恩来总理关于认真做好老中医经验的继承整理工作的指示，我院儿科医务人员搜集整理了《赵心波儿科临床经验选编》，共分两大部分：第一部分是儿科常见疾病证治，重点介绍赵心波先生对儿科常见病的辨证施治和处方用药的经验；第二部分是医案，搜集了赵心波老中医近20年来，在儿科病房、门诊治疗的部分病例，作了初步整理。

赵心波老中医注重临床实践，善于运用温病学理论指导治疗小儿传染病及发热性疾病，并在与西医长期合作过程中，能够把辨证施治与辨病施治紧密结合起来，既注意中医的辨证施治，因人而异，又致力于摸索疾病的治疗规律。对于神经系统疾病（如癫痫）的治疗有独到之处，且有较高的疗效。

本书初稿完成后，曾寄往各省、市自治区征求意见，有关同志提了不少宝贵的建议，我们对初稿作了修改和补充，在此表示衷心的感谢。

中医研究院西苑医院

1978年5月

目　录

第一部分　常见疾病证治

一、感　　冒

感冒，包括现代医学的上呼吸道感染和流行性感冒等。这里主要介绍重症感冒的证治。

1. 风温袭表　主要原因是风温犯肺，束于肌表，热毒内蕴三焦，灼液生痰，阻于肺络，气机因之窒塞。

症见身热不退，朝轻暮重，嗜睡，醒后烦躁不安，轻者流涕，咳嗽，重则喘憋，不思饮食，且多惊惕。

治宜清宣肺气以解表，化里热而清三焦。

方选桑菊饮加减：

桑叶 10 克　淡豆豉 5 克　杭菊 6 克　生石膏 15 克　薄荷 1.5 克　连翘 6 克　黄芩 6 克　麦冬 10 克　法夏 6 克　生姜 2 片　杏仁 6 克

此证常能转变肺炎，方中杏仁、石膏、黄芩、麦冬为辛凉肃肺，既退高热，又止喘憋；桑叶、杭菊、连翘、薄荷，轻宣解表；豆豉、法夏、生姜辅助宣散兼祛痰浊。

上方在临床实践中，甚属平稳，任何季节，都可适应，剂量可以加减，灵活采用。

2. 表里俱热　表邪未解，里热炽盛，浊邪蕴肺，灼液生痰，清肃之令不行。

症见高热不退，时有咳嗽，身倦肢怠，不思饮食，二便秘结，舌质红或有垢苔，脉多浮数。

治宜清疏外邪以宣肺，清里热而退高热。

方选麻杏石甘汤和银翘散加减：

麻黄3克　生石膏24克　炒杏仁6克　生甘草3克　金银花10克　连翘10克　芥穗3克　薄荷2.4克　芦根12克　淡豆豉3克

方中麻黄、芥穗、豆豉、薄荷解表以宣透。金银花、连翘、生石膏清热解毒；杏仁、芦根、生甘草既可清肺降逆，且能祛邪止咳。全方既解表邪，且清里热。

3. 湿热夹滞　因夹湿停滞复感外邪，气机闭塞，清浊混淆，湿热内蕴，脾胃失调。

症见发热不退，大便频泻，精神萎靡，多数舌苔黄腻，亦有舌苔薄白者，脉象以浮滑为主。

治宜逐湿解表，化滞清热。

方选：藿香10克　薄荷2.4克　滑石10克　川连1.2克　黄芩6克　金银花10克　苏叶3克　炒麦芽6克　枳壳6克　车前草6克

方中藿香、金银花、薄荷、苏叶清宣解表而兼疏散。黄芩、川连、滑石、车前草既可清热逐湿且可止泻利尿。麦芽、枳壳用以宽中化滞而兼理气。

此证四季都可发生，但以夏秋为多。夹湿停滞复感表邪，以致身热不解，便下泄泻，服用上方，较为适宜。

4. 暑热炽盛　感染暑热，迅即传经入里，有逆传包络引动肝风之象。

症见高热，汗出，热仍不解，神识昏沉，口干津少，多渴不食，舌绛苔黄，剧者抽搐。

治宜清暑生津解表，芳香开窍。

方选竹叶石膏汤加减，并加安宫牛黄丸冲服。

淡竹叶6克　生石膏24克　玄参10克　连翘10克　金银花12克　麦冬10克　法夏5克　生草3克　生姜3片

方中连翘、金银花、竹叶、生草解毒消热。石膏、玄参、麦冬辛凉解肌且能生津滋液；法夏、生姜化痰疏表宣散。加用安宫牛黄以化邪热内扰，兼能开窍醒神。

此所谓暑易归心，蒙闭心包，引动肝风，发作急惊抽搐。凡有厥阴肝风搐搦者，皆可加用钩藤、全蝎、胆星以熄风止搐。

附：伤暑、中暑

伤暑是夏日冒暑感凉所致。其证候如下：一般发热恶风，头晕、头痛，汗闭周身酸痛，恶心，不思饮食，疲乏无力、思睡，腹痛，且多有腹泻症状。

根据以上情况，可采用藿香正气散加减。既治内伤湿滞，又解外感暑邪。

藿香10克　紫苏6克　大腹皮9克　陈皮3克　桔梗5克　川朴3克　赤苓10克　香薷6克　白芷6克　法夏3克　苍术5克　生姜1.5克

方中藿香、紫苏、香薷、白芷解表散风，清宣疏散。因为暑必夹湿，用赤苓、大腹皮、苍术、桔梗既能逐湿行水，且可健脾和中。法夏、生姜、川朴、陈皮和胃止呕，兼可调气降逆。

本方源于《太平惠民和剂局方》。治疗四时不正之气，有芳香、消导、解表、和里的功能。凡属湿重者，可以加大苍术用量；表寒重者，生姜可以加量。

中暑则是在暑天感受暑邪而得，症见身热，大渴，大汗，上呕下泻，腹痛，唇红舌燥，脉洪大。治用清暑益气法。方选人参白虎汤。

人参6克　生石膏30克　知母10克　粳米30克　甘草3克

感暑热者多从口鼻吸入，多阻上焦气分。呈现头目眩晕，胸闷不畅，渐至面垢、面赤，烦渴自汗，口干口苦，甚至呕吐恶心，腹痛腹泻，肢冷神倦，更严重者火热泛滥，劫动肝风，因之搐搦，不省人事。治此症虽有胸满、身热，须慎攻下，因无形之热，不能随意攻降；虽有头目眩晕，仍忌发散，因表药皆能耗津之故。只有人参白虎汤乃为正治。

暑为阳邪。古人云:“寒伤形，热伤气”。感之则火热泛滥，不得汗解。大热劫津，络脉阻遏，筋脉失养，因之发痉。采用人参白虎汤，因石膏辛寒与知母配合，可清肺胃实热，人参、甘草、粳米益气养胃，且可生津。

治中暑，还可用下列诸法：

1. “搓羊毛疔”法　用荞麦面60克，鸡子清(去黄)2枚，共合成面团，手持搓前后心，皮肤出现隆起之红块，用针挑破，有似细白毛出现，故名“搓羊毛疔”。可治中暑、恶心、烦乱、呕吐、腹泻等症。

2. 也可用鲜萝卜缨1把，蓖麻子仁10多粒，共捣如泥，搓前后心，搓两次后，心中烦乱、恶心、呕吐能有好转。

3. 针刺曲池、委中，用三棱针放血效果更好。

二、麻疹和麻疹肺炎

麻疹在流行季节诊断并不难。凡见小儿发热、咳嗽、喷嚏、鼻流清涕，眼中含泪，口腔有滑寿氏斑（费-柯氏斑），是出麻疹的征象。

治疗麻疹顺症容易，只要护理得当，可以不药而愈。关键在合并症，其中最主要的是合并肺炎。在这里简单介绍通治麻疹的有效方。重点介绍麻疹肺炎的治疗经验。

麻疹通治方——解毒透疹汤。在疹前期、出疹期和疹后期皆可使用。

蝉蜕3克　浙贝母6克　连翘10克　金银花10克　芥穗3克　天花粉6克　紫草3克　芦根12克　薄荷2.4克　麦冬10克　桃杏仁各3克

方中蝉蜕、芥穗、芦根、薄荷为宣肌透疹。金银花、连翘为清热解毒。疹为阳邪，每易上蒸咽喉，故有天花粉、麦冬清肺利咽喉。本病为温邪内郁营分，故有紫草、桃仁引药入血，疏化温毒。麻疹普遍有咳嗽声重，所以有杏仁、浙贝母以利肺止咳。故本方有透疹，肃肺，清热，利咽之效。一般麻疹顺症，服药2、3剂，3天左右，疹毒出透，无合并症一周左右痊愈。

麻疹肺炎主要见症是：高热、喘憋、咳嗽有痰，甚者鼻翼煽动，张口抬肩，昏迷抽风。

导致麻疹转变肺炎的原因有三：①麻疹初出未透，表实郁伏，毒气不得宣泄而内攻。②麻疹正出，复感风寒，而致回靥过紧，疹毒因之内陷。③麻疹出齐，身犹壮热，蒸灼于肺。因之麻疹热毒未能外透内清，加之非时之气袭表与内火相搏，火热刑金，肺失清肃而得病。

下面介绍疹前期、出疹期和麻疹后期合并肺炎患儿的证治规律，供参考。

疹前期症见身热，喘憋，咳嗽喷嚏，重者鼻翼煽动，嗜睡，精神不振。指纹紫长或隐伏。脉象或浮或数或洪滑。

法以辛凉透表，甘寒清里，肃肺降逆。

金银花10克　连翘10克　蝉蜕6克　芥穗3克　黄芩6克　薄荷3克　杏仁6克　生石膏18克　芦根12克　桔梗6克

这样可使疹前合并肺炎患儿，因麻疹顺利透出，神识清醒，憋喘咳嗽减轻。

其有发热过高，喘憋严重，多渴唇焦，昏迷嗜睡，甚则抽搐动风者，病情危重，可于前方内加用羚羊粉1.2克，每次兑服0.6克。

疹期合并肺炎，咳嗽喘憋，呼吸不匀，鼻翼煽动，痰声漉漉，高烧壮热，昏迷嗜睡，经透视肺内有炎症改变者。可采用辛凉肃肺，透疹熄风，解热消炎之剂。

连翘10克　金银花10克　蝉蜕3克　浙贝母10克　生石膏18克　天花粉10克　杏仁6克　大青叶10克　麦冬10克　生草3克

这样用药可使疹期合并肺炎患儿，疹易出透，肺部病变减轻，喘憋缓解，神识清醒，为解毒透疹消炎退热之稳妥方剂。假使患儿疹期高热，喘憋，引动抽风者，可于前方中加用：全蝎3克，钩藤6克。另用羚羊粉1.2克，分2次冲服。

至于麻疹后期合并肺炎者，此乃麻疹已见回靥，身犹壮热，肺经邪热未清，毒气熏蒸，因之合并肺炎，喘憋气促，痰壅嗜睡，可采用肃肺生津，芳香除秽，解毒清热之法。

金银花10克 连翘10克 大青叶6克 浙贝母10克 黄芩6克 知母6克 生石膏15克 麦冬10克 玄参6克 生草3克

病势严重者可加用局方至宝丹一丸，分2次兑服。

这样，阳明独盛之热，自可减轻，太阴肺经秽浊熏蒸，也可透达于外，兼有生津救液，祛痰醒神的功能。

治疗麻疹肺炎，应以透疹和控制肺炎同时兼顾，肺炎好转，疹自外达。若壮热不解者，应重用清热解毒之剂；神昏唇焦者，重用清心滋液；二便不通者，佐以导滞清肠。若疹出未透，仍须透疹解毒兼顾，临床应根据具体病情灵活掌握。麻疹肺炎病情复杂，变化多端，下列诸法还可随证选用：

1. 辛凉肃肺法 根据临床表现，可选用银翘散、解毒透疹汤、桑杏汤。诸方有芳香透络、辛凉解表、甘寒清里、肃肺解热之功能。适用于早期麻疹合并肺炎，疹出未透而出现憋喘，鼻煽，壮热神倦者。古人认为："治疗大法不外辛凉宣透，肃肺化邪，大忌冒风凉遏，犯则肺闭内陷，喘憋而死。"故在治疗时，应着重辛凉透疹与清化肺热同时兼顾，使疹易出顺，肺炎因之得以好转；否则病毒不能外达，表里郁闭，肺热愈炽，热盛伤阴，变生险证。

2. 解热熄风法 常用方剂有清营汤、化斑汤、钩藤饮、化风锭和止痉散等。多适用于疹出之后，并发肺炎，高热40℃左右，喘急痰壅，神识昏愦，唇焦舌绛，头汗如油等重症。此时若不投清热降火之剂，病势必危。清营汤为咸寒苦甘法，专治病邪深陷营分，为通窍护心解毒之良剂。化斑汤走肌肉化斑透疹，有济肾水，救心火，托斑外出，解毒辟秽之力。即《内经》所谓热淫於内，治以咸寒，佐以苦甘之良剂。至于钩藤饮、化风锭、止痉散，乃镇痉止抽之方药，运用得当，常获满意疗效。

3. 救液生津法　以增液汤、益胃汤、生脉散、清燥救肺汤等为主方。适用于麻疹肺炎壮热不解，津液被灼，阴津耗竭之证。或因表散太过，邪热郁闭而伤阴；或因毒火壅盛燔灼胃液有涸竭之势。欲泻阳明独盛之热而保肺之化源者，可加生石膏、知母；欲宣肺气者，可加杏仁、苏子；欲行三焦开邪出路者，可加木通、滑石。

上方之中，增液汤为咸寒苦甘法，适用于阳明热结伤阴，津液干涸之半虚半实证，增水行舟，寓泻于补，为伤津泻下之妙法。吴鞠通认为："阳明温病，下后脉静，身不热，舌上津回，十数日不大便，可与益胃、增液辈，断不可再予承气也。"

益胃汤为甘寒复阴法，滋阴益胃之平剂。生脉散与清燥救肺汤，一为酸甘化阴法，汗多脉数大，喘促欲脱，出现休克或心力衰竭者用之；一为甘寒法，下后无汗，脉不浮而数者，可用增水以制火，表邪未尽也可用。总而言之，麻疹后期，壮热已退而其阴亏损，虚火尚炽，体力未复者，均可选用以上各方。

4. 芳香逐秽法　凡属温毒邪热内攻厥阴心包，热极风动，出现严重脑症状者，均可在汤剂外加用安宫牛黄丸、局方至宝丹、紫雪散、壬金散等。能化秽浊，滋肾水，补心体，清心窍，缓肝急，使心神有主，不为秽浊所困，能使闭锢之温毒邪热透达于外。

由于儿童为稚阳之体，阴液未充，得病常有过卫入营之势，血络受迫，火极动风，万不可乱用辛散攻伐止涩之品，勿伤津液，使营卫调和而正汗自解。

在治疗麻疹肺炎过程中，还应注意如下几点：

（1）麻疹肺炎患儿，体质有所消耗，容易气阴两伤，容易化燥伤津，伤津耗气之品务必慎用。

（2）麻疹究系温热阳毒，与完全风寒束表不同，因此用药宜肃肺清热为主，同时要照顾到阴液，辛散之品不可过用。

（3）如遇亡阳虚脱，用参附回阳救逆，也不宜过剂，阳气一回，马上要转顾津液，否则又会助长温毒。在这里要特别注意鉴别热深厥深的真热假寒证。

（4）在邪盛阴伤的情况下，救阴存津的药物也不宜过于滋腻，否则又会使邪热不解，痰浊胶固。

此外，还要注意麻疹患儿出现阴阳两竭的危象。症见面色苍白，肢冷，汗出，气促，脉微欲绝。赵老从临床实践中得出，此种情况大致可分两类：一类是邪热壅盛，形成热深厥深，肢冷汗出，面色惨淡，脉细重按有力，应采用下方：

人参3克　麦冬10克　五味子5克　煅牡蛎12克　龟甲10克　石斛10克　羚羊角粉0.6克

方中用人参、煅牡蛎、龟甲、五味子益气敛汗，养阴生脉。麦冬、石斛大补阴津。羚羊角粉一味，既折亢热，又清肺肝。

一类是邪热将解，气阴未复，元气欲脱，四肢厥冷，面色惨淡，脉微无力，应采用下方：

人参6克　麦冬10克　五味子6克　山萸肉10克　煅牡蛎12克　附片6克　炙草3克　煅龙骨10克

方中用人参、附片大补元气，固益真阳；牡蛎、龙骨潜阳固气，固表敛汗；山萸肉、五味子、麦冬、炙甘草固益真阴，且滋津液。

三、水　痘

水痘是由水痘病毒引起的急性传染病，传染性极强。绝大多数虽能自愈，但由于流行面广，病程长，对儿童健康威胁仍大，所以不能忽视其防治。

中医认为水痘乃因湿毒内蕴，复感外邪，内外熏蒸，郁结肌表而成。

初起常以外感症状为主，症见：低热、微恶风，咳嗽，流涕，多泪，易倦怠，纳食差。脉浮数，舌苔白。治用辛凉解表法为主。方选桑菊饮或银翘散加减。

出痘期先见红色斑、丘疹、瘙痒，触之碍手。很快变为椭圆形疱疹，大小不等，多见于胸腹，少见于四肢。重症患儿口腔、咽部、眼结合膜均可见痘疹。此时发热较高，但亦有不发热者，多烦躁不安，夜寐不宁，纳谷不香，倦怠，便溏或干，尿黄，舌质尖边赤，苔白或黄多腻，脉滑数。

此内蕴湿毒外泄与风温之邪郁结肌表。治宜散风清热，解毒利湿，用下方：

蒲公英6克　金银花10克　紫地丁6克　连翘10克　黄芩5克　芦根10克　炒栀衣3克　薄荷2.4克　蝉蜕3克　木通3克　滑石10克　甘草3克

方中蒲公英、紫地丁、金银花、连翘解毒。黄芩、炒栀衣清热。芦根、滑石、木通利湿之中加重清热之力。蝉蜕、薄荷解表散风。甘草调和诸药。

如果体质虚弱，感染严重；可形成重症水痘，发病急，热度高，痘疹密且大，全身症状明显，甚至有口腔、鼻、肠道出血症状。此时治疗要加重清热解毒凉血之品。可用清瘟败毒饮加减，同时可服用壬金散或紫雪散，以防湿热毒邪深陷，变生险症。

总之，水痘一般情况下，只要护理得当，可以自愈；但重症水痘要注意，丝毫不能放松治疗措施。

四、百 日 咳

百日咳即顿咳或鹭鸶咳。初期与普通伤风咳嗽无大差异，1、2 周后不仅不愈，反而加剧，甚至咳嗽成顿，每次十几声连续不止，严重时期有回哨音，甚则咯出鲜血，或巩膜、鼻腔出血，眼睑浮肿，舌系带下有小溃疡。

早期治疗可用清解肃肺之剂，能使咳嗽减轻，但不能全部制止。

方选桑菊饮加减：

桑叶 10 克　菊花 6 克　炒杏仁 3 克　百部 6 克　紫菀 10 克　薄荷 1.5 克　连翘 10 克　桔梗 3 克　橘络 3 克　黄芩 6 克　生草 3 克

待至痉咳时期，可用葶苈大枣泻肺汤加味调治。

葶苈子 10 克　制桑皮 10 克　炒杏仁 6 克　瓜蒌 10 克　百部 6 克　紫菀 3 克　旋覆花 6 克　黄芩 6 克　大枣 3 枚　桃仁 3 克

后期即可用沙参麦冬汤加减，使其逐步达到痊愈。

治疗中切需注意，不可妄用止涩之品，如米壳、白矾等，容易留邪成患，影响疗效。曾有一例患儿，首投麻杏石甘汤加止涩之品不效，继而去麻黄、石膏和止涩之品，改用旋覆花、橘络、杷叶、焦军降气逆而舒肺络，同时加上导滞清肠类药物，服药后诸症大减。还要特别留意痉咳期的治疗和护理，如果重染外感，引起发热，可使本病合并肺炎，导致危险。

经验方：

1. 鸡苦胆（如无用猪苦胆代亦可） 白糖适量，每天服2次，白开水冲服。病轻者2天服用一个，病重者每天服用一个。

2. 蜂蜜60克 橘络6克

将蜂蜜放锅内熬开，再放入橘络煮一刻钟，每日服2次，每次约10克。

五、白　　喉

白喉的症状特点是喉部起白点或白条或白块，甚至满口皆白，白膜本身坚实，不易拭净，若强行剥脱，则可露红肿肉面，但不久又有新生白膜出现。

此病多因燥气流行而致病。病初期有恶寒、发热、头痛、骨节酸痛，喉内作痛或剧痛，感觉局部梗阻，舌苔薄白或薄黄。

治宜清解利咽之剂。

方选沙参麦冬汤加减：

北沙参6克 大麦冬10克 桑叶6克 玉竹6克 花粉10克 玄参6克 金银花10克 锦灯笼6克 生甘草3克

若表邪已解而咽部不利，可用养阴清肺汤。若高热不退，鼻塞，声哑，痰壅气喘，声如拽锯，饮水即呛，颜面灰暗，则须用羚羊角煎水代茶送服六神丸。

关于白喉忌表一说有一定的道理，但也不是绝对的，还得掌握辨证施治。

六、猩　红　热

猩红热中医病名烂喉痧。因温热邪毒由口鼻而入，内侵肺胃，咽喉为肺胃之门户，毒热上攻，故咽喉红肿疼痛。肺主皮毛，胃主肌肉。温邪内蕴，故起皮疹。

本病多见于儿童，发病的季节多是冬春，其证候特点是：高热、咽喉红肿疼痛，皮肤可见细密成片的朱红色皮疹，压之退色，典型病例可见杨梅舌和环口苍白圈，脉多数而有力。

本病的治疗，一般情况下，初期邪郁于卫，治宜疏散以促皮疹外透。继而疹点密布，乃疫邪化火，已由气转营，则当用清营解毒兼施宣透，俾邪从表透齐。若疹已透齐而邪伤营阴，则须清营解毒生津保液以善其后。不可乱用疏散劫液伤津，病情转变可发惊厥。所以本病在皮疹未透之前，治宜疏散兼解毒清热，用普济消毒饮加减：

金银花10克　连翘10克　芥穗5克　蝉蜕3克　牛蒡子3克　射干6克　马勃5克　黄芩6克　芦根3克

方中芥穗、芦根、蝉蜕解表透疹。金银花、连翘、黄芩清热解毒。牛蒡子、马勃、射干清热利咽消肿。

毒疹已出，仍高热、口渴、咽喉红肿、疼痛，可见腐物附着，时或谵语，舌质红或绛有芒刺、中心老黄苔，脉洪数。

治宜清营泻热，解毒滋阴。

方选解毒退热利咽经验方：

板蓝根10克　生石膏18克　竹叶3克　赤芍5克　丹皮3克　芦根10克　生地12克　金银花10克　连翘10克　牛蒡子3克　玄参6克

方中连翘、生地、丹皮、赤芍清营泻热，滋阴。生石膏、金银花、竹叶清气化燥，板蓝根、玄参利咽解毒。芦根、牛蒡子宣表透达。

1. 猩红热并发口腔溃烂红肿灼痛者，可用下方外敷：

西瓜霜10克　青黛面6克　黄柏面6克　冰片0.6克

共研匀，吹敷患处。

2. 或西瓜霜一味，外敷亦可，主要仍需内服药。

七、流行性腮腺炎

本病中医称之为温毒发颐，俗称痄腮，多发生于冬春季节，有传染性。主要由于感染温毒，兼之内有积热，郁聚于少阳，上蒸为颐肿。该病多有发热头痛，或伴恶寒，食欲减退，两三天后出现腮部肿起疼痛，同时吞咽不利，舌质红、苔垢腻，脉象多数。

治宜清热解毒消肿。

方选普济消毒饮加减：

大青叶10克　马勃6克　金银花10克　连翘10克　黄芩6克　桔梗3克　麦冬10克　桃仁5克　花粉6克　生甘草3克　板蓝根6克　生石膏15克

方中金银花、连翘、大青叶、板蓝根重在清热解毒。马勃、桔梗、花粉、生石膏既清阳明、少阳浊热，又能解毒利咽消肿。黄芩、麦冬、桃仁、生甘草清营散结。若高热谵语，可重用生石膏、大青叶，甚至可加入安宫牛黄丸。大便秘结，可加用大黄。睾丸肿痛，可加川楝子、橘皮。

其有热邪过盛，温毒深陷，经多方治疗高热不解，症见神昏谵语者，此乃温毒内陷，逆传心包。在此紧急关头，必须加用芳香化浊、开窍醒神之剂，如局方至宝丹、紫雪丹之类。

外敷法：可用如意金黄散（成药）香油调敷；或冲和膏（成药）醋调敷；或用生石膏面，鸡子清调敷肿处。

本病轻重情况比较悬殊，轻者只见腮肿，患儿无所苦，3、4 天可自动消退。重者可见腮肿痛，体温增高，神倦不思食。治疗早期多以清温解毒、散结消肿为治。后期则多以邪传阳明，用解毒化浊法治疗。

八、流行性乙型脑炎

流行性乙型脑炎是由乙型脑炎病毒所引起的急性传染病，儿童患者多见。

根据乙脑发病季节多在七、八、九月溽暑时期，症状多见高热、头疼、呕吐上逆，两目上吊，头项强直，惊厥抽风，类似中医温病学说中的暑温、伏暑、暑厥。所以防治乙脑，一定要掌握中医温病学的辨证施治规律。下面将赵老对乙脑的认识和防治体会介绍出来，供参考。

病因病机

由于暑温热毒燔灼，迅速转增高热，暑易归心，炼液生痰，蒙蔽心包，因之昏迷不省，谵妄；如果暑热内窜厥阴，引动肝风，则两目上吊，四肢抽搐。

分型论治

临床上根据病势急缓，病程长短，神经系统症状轻重，并参考发热高低、舌诊、脉象等可分为4型：

1. 轻型　发热常在38℃左右，轻度头痛，无汗或微汗，嗜睡，恶心，呕吐，神志往往清楚，无抽搐，可有轻度脑膜刺激征。舌质红、苔白，脉浮数，相当温病学中卫分、气分病变，病人多在5～7日内可望好转。

2. 中型　发热常在39～40℃左右，头痛，烦躁，口渴或胸闷，恶心呕吐，神志不清，反应迟钝，惊跳，偶有抽搐，脑膜刺激征阳性，皮肤浅反射消失，腱反射亢进或消失。舌质红、苔黄或腻，脉数。以气分症状为主，渐传营分，多在7～10天内可望脱离危险。

3. 重型　发病急，初热期短，迅转高热，可达40℃以上，极度烦躁，昏迷，反复抽风，脑膜刺激征明显，皮肤浅反射及腱反射常消失，舌质红绛、苔腻或白或黄，脉弦数，以营分症状为主。多于病后10日左右进入恢复期，部分患者留有不同程度的神经症状。

4. 极重型　来势凶猛，病势险恶，大多数起病由卫分直接逆传营血，内陷厥阴，深度昏迷，反复惊厥，可出现瞳孔改变，呼吸浅表或不规则，体温高达40～41℃以上，舌质红绛、苔黄或黑少津，脉细数。进入恢复期可见后遗症。

治疗乙脑，根据疾病发展过程和上述4型，常用的治法有：

1. 清透　症状初起，病属轻型，慎防内陷，治宜辛凉透邪，采用银翘散加减。

连翘10克　大青叶10克　薄荷3克　金银花12克　桑叶10克　菊花10克　香薷6克　芥穗3克　豆豉3克　芦

根12克

2. 解热　症见壮热、大渴、汗多、脉洪大等气分证候，属中型，可用此法，加味白虎汤主之。

花粉10克　生石膏30克　知母10克　寒水石15克　黄芩10克　黄连3克　羚羊粉0.6克（冲服）

如果表证未解者，可加用香薷、扁豆花、金银花、连翘类；如有内陷厥阴蒙蔽心包，引动肝风之势，可酌加犀、羚、全蝎、蜈蚣之品。

3. 熄风　热邪深入营血，扰及厥阴，病属重型或极重型，症见壮热不解，昏愦谵语，抽搐动风，治用开窍醒神，活血熄风法。

钩藤6克　僵蚕10克　蝉蜕3克　蜈蚣2条　地龙6克　全蝎3克　桃仁5克　红花6克　犀角3克　羚羊角1.5克（冲服）

并可加用局方至宝丹、安宫牛黄丸或紫雪散等。

4. 救阴　热病最易耗伤津液，后期多用滋阴救液的方法，增液汤、三才汤加减。

黑玄参10克　细生地15克　天麦冬各10克　石斛10克　玉竹6克　知母6克　粳米30克

5. 固敛　遇有元阳已衰，阴津欲脱，呼吸微弱，阴阳两竭之时，急需益气补中，加以固敛收涩之剂。

煅牡蛎24克　山萸肉15克　人参10克　龟甲12克　煅龙骨24克　五味子10克　阿胶珠10克　麦冬12克

在乙脑治疗中，还必须注意暑必夹湿的立论，仔细分辨热重、湿重或湿热并重，治疗中适当加入芳香化浊之品，如：香薷、佩兰、扁豆花、藿香；或甘淡渗湿如云苓、芦根、滑石、通草之品；或苦温燥湿如苍术、白蔻仁、半夏之类。化湿、利湿、燥湿的治法只能从治，不能为主。

以上5种治法可以单用也可合用，是在临床时按其所需，灵活运用。至于降下、除痰、逐湿、和胃等，也是按其临床的需要，酌量采用之。

流行性乙型脑炎，是一种有季节性的急性传染病。近年来中医中药治疗本病，各地经验很多。大多数早期都采用辛凉透邪，佐以芳化。中期严重时则采用辛凉解毒兼用芳香开窍。后期大多采用辛凉清热而兼滋阴。本病主要焦点，是要留意“闭”与“脱”。闭证可分表闭和里闭，表闭则指表实不得发越者，脉洪无汗，治宜辛凉汗解。里闭则指躁扰大渴，恶热气粗，治宜辛凉解毒清热。脱证可分阴脱和阳脱，但二者都具有虚证表现，如面色惨淡，气短冷汗，四肢厥逆，脉细欲绝。但阴脱口干液少，阳脱则气微神呆。这都是治疗乙脑的关键。

后遗症的治疗

重症乙脑留下不同程度的后遗症，是中枢神经系统遭受损害的结果。中医认为：病后不能语言，手足不遂，舌本转动失灵，肾伤，肝风内扰。肢体痿痹不用，痰阻经络，语言謇涩，多属虚风痰火，法宜活血熄风，醒神开窍利关节之剂。常选用如下药物：

宣木瓜10克　南红花6克　桃仁3克　伸筋草10克　天麻6克　钩藤6克　生侧柏10克　松节6克　地龙6克　丝瓜络6克　通草3克　全蝎3克　蜈蚣2条

还应根据不同情况配合针灸治疗，这样效果更为显著。

九、小儿麻痹

小儿麻痹又名脊髓灰质炎，是由病毒引起的急性传染病，常常于夏秋季节流行，儿童发病率高。中医认为：内因元气虚弱，外感时疫病毒，阻塞气血畅通，凝滞经络，肢体失养，痿痹不用。防治此病也需根据温病学理论辨证施治。

分期治则

1. 急性发病阶段（即前驱期） 症见躁扰不安，精神疲倦，体温增高。清代喻嘉言说：“人身营卫正行于躯窍之中，风入营卫，邪气盛而本气衰，如树枝得风，非摇即折，故知四肢不举者，营卫之气短缩不行所致也。”这就是说四肢不举的原因，是由于外邪伤及经络所致，在这一时期，可按温病学卫分病、气分病的治疗原则清宣解表，解毒透热进行治疗。

2. 瘫痪形成阶段 可在得病后短时间内发生，尤其在体温稍微下降的次日清晨，病儿上肢或下肢肌肉松软无力，瘫痪随之发生。多呈现弛缓型。四肢瘫痪不对称，下肢多于上肢，近端肌甚于远端肌。伴腱反射消失，但感觉存在。也有发生呼吸肌瘫痪，呼吸中枢瘫痪，血管运动中枢障碍，颅神经瘫痪（如一侧周围性面瘫，吞咽不能，斜视，声音嘶哑或鼻音）等现象，但数目不多。古人认为：“手足不遂，肌肤尽痛，诸阳经皆起于手足而循行于身体，风寒客于肌肤始为痹，复伤阳经，随其虚处而停滞，与气血相搏，故风痹而手足不遂。”《黄帝内经素问·生气通天论》云：“因于湿，首如裹，湿热不攘，大筋软短，小筋弛长，软短为拘，弛长为痿。”这说明风寒或湿热由外入内达于经络，络脉阻塞，气血凝滞，因之痿软或拘挛。此期治疗应按毒邪已深入营血甚或逆传心包，治以清心化浊，开窍通络为原则。

3. 麻痹后遗症阶段　患小儿麻痹经过中、西医或针灸治疗，应当逐步好转，下肢麻痹首先出现脚趾能够活动，继之是小腿后侧肌肉麻痹见轻，足部可向跖侧活动屈曲，大腿肌肉渐觉恢复，慢慢膝部自觉有力，这样就可能达到恢复正常。反之，治不得法或病情严重，迁延超过半年，不能明显好转，就可导致永久性的后遗症。患儿肌肉松弛慢慢趋向萎缩，并伴有畸形。例如，上肢不能抬举或肩关节无力不能自主活动，或下肢趋向内翻或外展，膝部反张畸形等等。此期治疗应重用活络利关节之剂。

方药介绍

1. 前驱期常用宣痹汤（防风、杏仁、滑石、赤小豆、连翘、栀子、苡仁、半夏、晚蚕砂）或独活寄生汤加减，常用的药物有：桑寄生、钩藤、秦艽、独活、丝瓜络等。如果高热，也可加用紫雪散、羚羊粉。若时当夏末秋初溽暑季节，可去秦艽、独活，改用藿香、佩兰、苏梗芳香达表祛邪。

2. 瘫痪形成阶段用清营汤合钩藤饮加减，去川连、玄参，加桑枝、伸筋草、红花等。其有病毒逆传心包而表现为延髓型灰质炎者，可用犀角地黄汤（现名清热地黄汤）合钩藤饮加减，同时配合局方至宝丹、羚羊粉治疗，每能转危为安。如见呼吸肌麻痹，呼吸、循环障碍，应中西医结合抢救。病儿上肢麻痹者，可重用僵蚕、地龙、天麻、桑枝等；下肢麻痹者可重用牛膝、生侧柏、伸筋草、红花等。

3. 后遗症阶段可用下方：

乌梢蛇6克　南红花3克　宣木瓜10克　生侧柏10克　桃仁3克　川续断6克　川牛膝10克　威灵仙6克　天麻6克　松节6克　桂枝3克

并可配合或单独使用痿痹通络丹（见附方）和加味金刚丸治疗。

十、病毒性肝炎

中医认为病毒性肝炎是因为湿热熏蒸，脾胃运化失调，三焦气机阻滞所致。湿热郁于腠理，气不得运，血不得行，必致皮肤巩膜发黄，是为阳黄症。临床主要见症是：面目黄染，嗜卧不欲食，恶心厌油，周身疲倦乏力，大便灰白，小溲短赤，肝脾肿大。舌苔垢腻或黄或白。

治以苦泻淡渗，宣通气分湿浊。

方选茵陈蒿汤加减：

茵陈10克　栀子6克　连翘10克　菖蒲6克　花粉10克　桃仁5克　金银花10克　泽泻6克　大黄3克　甘草3克　蒲公英10克

方中用茵陈、泽泻、菖蒲、甘草分利逐湿。连翘、金银花、蒲公英、大黄清热解毒。加入桃仁以活血；花粉、栀子辅助诸药驱邪。

症较轻者也可用下方：

茵陈10克　栀子6克　泽泻10克　川连1.5克　连翘10克　金银花10克　生草3克　金钱草10克

有兼外感者，也可用桑菊饮或银翘散加减；有高热昏迷者，也可加用局方至宝丹或安宫牛黄丸。若黄疸已退，肝仍肿大的，可用化坚丸加活血之品；脾脏肿大的可用青蒿鳖甲汤或鳖甲煎丸；若肝脏肿大，胁痛口苦，肝胆湿热证显著，也可用龙胆泻肝汤合八正散加减；若无明显症状，唯肝功能不好，可用温胆汤和胃苓汤加减。

阴黄症，其证候特点是：肢厥唇淡，色黄如熏，暗而黧黑者，舌质多淡，脉沉细。可采用茵陈四逆汤加减。

茵陈10克　干姜5克　制附子6克　炙甘草3克　香附10克　广木香2.4克　川郁金6克　红花6克

方中附子、干姜除湿散寒。茵陈、香附、木香逐湿行气。郁金、红花、炙甘草活血舒肝和中。

无黄疸型肝炎的证候特点是：感染肝炎病毒后，突发轻微的恶寒发热，伴有食欲不振，或有恶心呕吐，上腹部不适，全身乏力，或皮肤有瘙痒感，有的肝脏肿大，触诊时有压痛，小便色黄短少，或大便溏泻，巩膜无黄染，肝功能不正常。

治疗多用茵陈蒿汤为主，或用茵陈五苓散加以清热利湿之品。成人则兼加理气舒郁，化湿浊。壮热不解者，应以透邪为主，选用甘露消毒饮或银翘散加芦根、生姜。

在治疗中，还必须辨别湿重，热重或湿热并重。热重于湿者，口干，唇燥，尿黄，当重用清热佐以利湿，兼取化浊，选用黄芩滑石汤，茵陈蒿汤加金银花、佩兰、木通。湿重于热者，口多不渴或渴而不思饮，恶心疲乏，治疗重用逐湿醒脾，方选八正散。湿热并重者症见食欲不振，疲乏易累，口干尿黄，肝区隐痛，舌白不渴，脉象濡数，沿用清热利湿法，方选三仁汤、茵陈五苓散。

病久不愈，肝功不正常，肝大不消，或有触痛，可采用下方：

京三棱5克　龙胆草6克　桃仁6克　柴胡6克　香附10克　金钱草10克　泽泻10克　炒栀子6克　云苓10克　川郁金10克

下面介绍两个经验方：

1. 肝炎合剂　适用于各型肝炎。

茵陈240克　栀子60克　花粉90克　干姜30克　广木香30克　连翘120克

上药共煎两次，得药液2000毫升，加白糖180克，再熬15分钟，小孩可服10毫升，成人1次服30～40毫升，每日服2次。

2. 化坚合剂　适用于肝脾肿大。

丹皮90克　甘草60克　桃仁60克　桂枝90克　砂仁30克　姜黄60克　郁金90克　香附90克　木香30克　川朴60克

上药共煎两次，得药液3000毫升，再加入白糖500克，每次服20～60毫升，日服2～3次。

预防肝炎可用新绿豆60克，甘草15克，雄黄15克，装于布袋内泡入饮水中，3天换1次。也可用茵陈1000克，栀子250克，连翘500克，共煎2次，得汁2000毫升，再加白糖1000克，续熬15分钟。

1～5岁每服10毫升，5～8岁每服15毫升，8～14岁每服20毫升，成人每服30毫升。

附：肝　硬　化

极少数肝炎病例缠绵不愈，可以转化为肝硬化。肝大质硬，脾脏也大，甚至出现腹水，乃因气滞血瘀，脉络瘀阻，脾阳损伤，水湿难于运化；肾阳损害则气化不及州都，造成水湿潴留。

早期证候：肋下坠痛，肝胀肿硬，口苦，小便黄，腹水少量或无，可采用丹栀逍遥散加味治疗。

当归 10 克　白芍 6 克　柴胡 6 克　茯苓 12 克　白术 10 克　制草 6 克　丹皮 6 克　桃仁 6 克　广郁金 10 克　制鳖甲 12 克　香附 10 克　栀子 3 克

若有胁痛，加三棱、莪术、延胡索、姜黄。

若面兼黄染，加茵陈、木通、干姜。

若腹水明显，肝胀硬变，面暗唇淡者可改用济生肾气加味调治。

茯苓 12 克　熟地 15 克　怀山药 10 克　山萸肉 10 克　南红花 6 克　车前子 10 克　牛膝 10 克　附子 10 克　肉桂 3 克　延胡索 6 克　干姜 3 克

在治腹水过程中赵老常用葱熨法，疗效尚可。大干葱 500 克竖切，白酒 120 克共炒勿焦，装于纱布袋内敷脐上，左升右降 30 分钟，若凉再炒，每日 2 次。

肝脾肿大明显可采用下瘀血丸（对小型良性肿瘤也有效）。

京三棱 15 克　莪术 15 克　藏红花 12 克　穿山甲 30 克　陈皮 12 克　大黄 15 克　广木香 10 克

共研面炼蜜为丸重 6 克，空腹早晚白开水送服 1 至 2 丸，以大便下利为宜。用下瘀血丸一定时期，可改用十全大补调治。

在治肝脾肿大（癥瘕）时理气、理血药物是必不可少的。常用的理气理血药物有：广木香、川芎、枳实、皂刺、青皮、三棱、莪术、蔻仁、川乌、草乌、厚朴、砂仁、归尾、苏木、红花、桃仁、延胡索、郁金、乌药、五灵脂、赤芍、丹参、乳香、没药、藕节、香附等。

十一、痢　疾

痢疾是夏秋季节常见的肠胃道传染病，小儿发病率较高，流行也比较广泛。其主要症候为腹痛，腹泻，里急后重，大便常带脓血和粘液，多数患者有发热。

凡起病急骤，高热嗜睡甚或昏迷抽风者为中毒痢（疫痢）；仅兼有发热，神识清楚，病程不久者为急性痢疾，若下痢缠绵不愈，反复发作为慢性痢疾。

（一）急性痢疾

根据症状特点可分为 4 种：

1. 赤痢　以下脓粘似血便或纯血便为特征，苔黄腻或薄黄，脉滑数或洪数。此乃湿热秽浊伤及营血，治宜白头翁汤加减。取白头翁之苦寒凉血而止肠澼，清阳明及血分之热，秦皮苦寒凉肝兼固下焦，黄连清心肝之热，黄柏泻小肠与膀胱之热。此为苦寒解热凉血之剂，热平则血自宁，而痢自止矣。

若赤痢夹表邪，壮热无汗恶寒者，宜加解表之品，如苏叶、葛根、香薷、生姜等；

挟湿者，身重且痛，颜面易肿，舌苔多灰白，脉滑数，佐以利湿清热之品，如滑石、木通、大腹皮、泽泻等；

夹食滞者，腹痛拒按，食纳不香，便下有臭味，舌苔黄腻粗糙，脉沉数有力，宜加导滞清肠之品，如大黄、山楂、枳实、莱菔子、焦麦芽等；

若热盛者，壮热口渴，舌质绛，苔糙黄垢，宜加重泻热清里，如生石膏、花粉、知母、黄芩等。

2. 白痢　下痢多脓少血或无血，腹痛喜按，体温不高，舌淡苔白，脉多沉缓或小滑。此多因暑湿秽浊夹寒邪伤及气分所致，宜采用芍药汤加减调治。该方以苦寒燥湿清热，辛温散寒理气而通利三焦，为寒热并用，阴阳相济之妙法。

若虚寒者，症见食少神疲，四肢不温，下痢稀薄，或滑脱不禁，可加用温中益气之品。前方去黄芩加人参、升麻、附子、干姜等。挟食滞者加消食导滞之品，重用槟榔、神曲，或加保和丸化裁之。夹湿者宜燥脾逐湿，酌加炒苡仁、山药、苍术、干姜等。有表邪者要加解表药。

3. 赤白痢　脓血便相杂，气血两伤，治疗时必须使用调气行血之品，同时要兼顾清热化浊，可用芍药汤合白头翁汤加减化裁。

4. 噤口痢　以饮食难进，口干咽涩为症状特点。此秽浊内潜，熏蒸阳明，邪热炽盛，脾胃受损，津液干涸。急应清热生津之剂。宜用救胃煎加减调治。

生地10克　白芍10克　川连10克　黄芩10克　玉竹10克　花粉10克　杏仁10克　麦冬10克　桔梗6克　枳壳24克　川朴3克　甘草3克　生石膏12克

可加用石莲肉10克。

若因火炎气冲，血溢沸腾，神被火扰，烦躁不宁者，宜采用黄连解毒汤加减治之；因挟食滞者，可加用枳实导滞丸。

（二）慢性痢疾

归纳为两大类，一是休息痢，一是久痢，证治分述于后。

1. 休息痢　乃因温热之邪，客于经络之间，久则气血下陷，清阳不升，往往下痢时轻时重，经年不愈。体质尚实者，多有里急后重，宜先服泻下之剂，如调胃承气之类，以达先泻其实，继而健脾益气调其虚。若体虚脉弱者，当先补其虚，后泻其实。补虚可用升阳益胃汤加减；泻实酌用消导行滞之品，如枳实导滞丸等化裁之。

2. 久痢　乃因脾阳不振，健运失职，不能蒸化水谷，多泻完谷不化，或痢下无度，久之必致气虚下陷，宜用附子理中汤以温中回阳健运脾土，或酌加四君子汤，黄芪建中汤等。

若久痢肝脾阴虚，皮肤灼热，心烦口干，脉象细数无力，舌质红、无垢苔者，为胃津不布，濡润不行，肝火窜扰，宜用真人养脏汤加味，以酸敛化阴，调气滋脾治之。

在治痢过程中要注意：①温补之剂切忌早用，因痢多起湿热蕴结，胶滞肠胃，治宜清热邪，导滞气。②痢又忌大下，因邪热胶滞，用导滞即可，过用泻下或用非其时则徒伤胃气。③忌大汗：痢发寒热，是由内热熏蒸，若过汗，则愈助邪热为虐。因此，临床用药不可不慎。

（三）中毒性痢疾

古称疫痢，本病在儿科颇常见，突发高热惊厥，昏迷抽搐，为暑湿秽浊之邪内陷厥阴，毒热上凌于心，蒙蔽清窍所致。而出现昏迷，谵语。若火极风动，势必抽搐不止。若热邪内陷，气机受阻，孔窍闭塞，脉象沉伏，面色青灰，四肢厥冷，发绀，呼吸欲绝，一派凶险之象，必须中西医结合积极抢救。

中医治疗，可以针药并用。初起，凡遇昏迷不省人事，呼吸不利者，刺人中、十宣穴出血，再灌苏合香丸，以畅达气机，醒神开窍。如闭证目开即可停药改方，因芳香温燥之品，恐其耗散胃阴，辛温太过，反助其热。若毒热过深，抽搐昏迷不止者，应改投局方至宝丹，以芳香逐秽、开窍醒神、凉肝熄风，同时可以加服葛根芩连汤，以解表清里。

待抢救脱险后，仍用葛根芩连汤加金银花、连翘、花粉、槟榔、木香等续服。以葛根升阳解肌，使邪从表解，芩、连苦寒降火，并有银翘相助解毒；木香、槟榔行气化滞，而达邪外出，佐花粉、甘草生津安胃和中。

若暑邪不解，壮热少汗者，宜改用黄连香薷饮，以清解暑热，方中香薷发汗解暑，厚朴温中理气除湿。

病至后期，凡体质壮实，兼有食滞内阻者，当酌用调胃承气以涤荡之；凡有气滞血凝，当用调气和血之品，以求全功。

总之，中毒痢治疗关键在急救处理，缓解后则与一般痢疾治疗无大差别。

十二、急、慢性咽炎

急性咽炎证候特点是咽部红肿，灼热疼痛，喉中有堵塞感，吞咽疼痛不利，声音嘶哑，常有发热，恶寒，舌质红，脉多浮数。此病多因内有浊热，复感外邪，内外夹攻于咽喉。故治宜疏风解表的同时加用清热利咽之品。

方药：锦灯笼 10 克　山豆根 6 克　玄参 6 克　蝉

蜕5克　牛蒡子3克　桔梗6克　薄荷2.4克　麦冬10克　射干6克　金果榄10克

其中薄荷、牛蒡子、蝉蜕、桔梗疏风解表；锦灯笼、山豆根、金果榄清热利咽；玄参、射干生津消炎。若里热重者可去牛蒡子、蝉蜕加生石膏、黄芩；痰盛者可加瓜蒌、杏仁。

慢性咽炎多因急性咽炎治疗不彻底转化而来；也有因反复感冒，虚火炎盛，消灼肺阴，熏蒸咽喉所致。主要证候特点是咽部异物感，但痒作咳，无痰，声音或嘶哑，或变调。舌质微红，脉多沉有力，治重养阴兼清肺化热。

方药：山豆根6克　麦冬10克　石斛6克　金果榄6克　桔梗3克　射干5克　生地10克　丹皮6克　炒栀子3克　生草3克　苍耳子6克

方中山豆根、金果榄、射干、桔梗利咽消炎止痛；麦冬、石斛、生地、丹皮滋阴生津清热；栀子、苍耳子、生草清热利窍解毒。

十三、急、慢性喉炎

古人言："喉以纳气而通于天，咽以纳食而通于地。"这说明喉与咽尚有不同。喉是呼吸之门户，声音之通道。急性喉炎临床以吸气性呼吸困难，喉间痰鸣，干咳无痰，声音嘶哑，甚至张口抬肩，不能言语为其证候特点。其起病急，来势猛，常伴发热。乃因为里热内壅于喉，风温外邪犯肺。治法清里热兼解毒、宣肺解表，同时佐以利咽喉生津之品。可采用下方：

生石膏24克　金银花10克　连翘10克　栀子10克

山豆根12克　桔梗10克　杏仁6克　玄参10克　生地10克　麦冬10克　金果榄10克　锦灯笼10克

方中生石膏、栀子清热；金银花、连翘、山豆根解毒，与桔梗、杏仁相配伍又能宣肺解表；玄参、生地、麦冬养阴生津，增液行舟，通腑解毒清热，实乃治疗咽喉疾患之要药；加用金果榄、锦灯笼取其利咽喉之功。

若腑实不通，生大黄、玄明粉均可选用，并可配合针刺少商、人迎；也可用外敷法：取乌梅肉1个，水浸斑蝥虫3个，共捣烂拌匀，外敷喉部约20分钟即起泡，挑破出黄水，能缓解急性症状，但要注意消毒，以防感染。

慢性喉炎多因急性喉炎之后反复上呼吸道感染所致，常与慢性咽炎并存。临床症见：咽喉不适，有异物感，咳声发空，或犬吠样，痰不多或无痰，无明显呼吸困难。舌质偏红、少苔，脉略数。此乃余热不清，肺燥津伤，咽喉不利。治则滋阴润燥，清热利咽。用养阴清肺汤加减：

玄参10克　生地10克　白芍10克　丹皮6克　贝母6克　甘草3克　金银花10克　连翘10克　知母10克　薄荷2.4克　橘红5克

也可服用养阴清肺丸（或膏），每服1丸，日2次。

十四、气管炎、支气管炎

气管炎、支气管炎均以咳嗽为主症，常伴有痰，重症患者发热，喘息性可见哮喘样发作（证治详见哮喘）。发病原因主要是外感风寒或风温，使肺气失宣，上逆而为咳；也有因为痰浊阻肺络，复感外邪，入里化热，形成痰热传结，阻塞气道之通畅而为咳。临床上从下列5型辨证施治：

1. 风寒型　症见咳嗽频作，遇冷加重，痰稀色白，且多伴有鼻塞、流涕、打喷嚏，不发热。舌苔薄白，脉浮紧。

治宜辛温解表，宣肺止咳法。

方选三拗汤合杏苏散加减：

麻黄5克　杏仁6克　生甘草3克　紫苏6克　前胡6克　桔梗6克　陈皮3克　法夏6克　荆芥6克　生姜3克

2. 风温型　咳嗽有痰，痰多粘稠，或发热汗出，目赤多泪。舌质尖边红、苔白，脉浮数。

治宜辛凉解表，宣肺止咳法。

方选桑菊饮加减：

桑叶6克　菊花6克　连翘6克　淡豆豉5克　生石膏10克　黄芩6克　杏仁6克　法夏3克　薄荷1.5克　旋覆花6克　甘草3克

3. 痰热型　症见咳嗽声浊，喉间痰鸣，痰多色黄，早晚咳剧，常伴有胸腹满闷，纳谷不香，口中乏味。苔白或黄厚或腻，脉滑数。

治宜清热化痰，宽中止咳法。

方选清气化痰丸加减：

法夏6克　陈皮5克　胆星3克　全瓜蒌10克　黄芩10克　枳壳6克　云苓10克　杏仁6克　生石膏24克　芦根10克　焦楂榔各6克

伴喘者加麻黄5克；伴便干者加熟军6克；发热者加金银花、连翘10克。

4. 火郁型　症见咳声不断，痰黄粘稠，口苦咽干，便干尿黄，剧者烦躁不安，发热不退，气粗似喘，脉数苔黄。

治用清肺泻火，止咳平喘法。

方选麻黄石甘汤加味：

麻黄5克　生石膏24克　杏仁6克　生甘草3克　金银花10克　连翘10克　栀衣6克　黄芩10克　桑白皮10克　款冬花10克　青皮10克

5. 虚热型　症见久咳不愈，干咳少痰，五心烦热，口干舌燥，脉细数，舌质红、少苔。

治宜滋阴润肺，清热止咳法。

用沙参麦冬汤合百合固金汤加减：

生地6克　熟地6克　玄参6克　麦冬10克　沙参10克　百合6克　川贝3克　桔梗6克　芦根10克　白芍6克　当归6克　甘草3克

如见上气呕逆者可加旋覆花6克；有骨蒸潮热、低热不退者可随证选用青蒿、鳖甲、地骨皮等药。

气管炎、支气管炎的治疗原则：大凡在初期有表证者以宣肺解表为主；未愈，表邪入里化热，与痰浊相搏者，应用清热化痰法；热郁化火者，重在泻火解毒；待到后期虚热不退，肺燥津伤，则应滋阴润燥，清热生津，勿再用苦寒攻伐、辛燥伤津之品。

十五、肺　　炎

肺炎以发热、咳、痰、喘憋为临床主要特点，相当中医文献中所述的“肺闭喘咳”、“肺风痰喘”、“火热喘急”等。是由于外感风温或风寒，闭塞毛窍，入里化热，与痰浊相搏，壅塞气道，灼伤肺络，引起肺气不能宣通、肃降失职的疾病。

初期 为疾病之初起，在表为主，未传里。主要有：

1. 风寒闭肺 症见不发热或发热不高，无汗，恶风寒，喘憋重，咳嗽，痰多稀白，甚者呼吸困难，张口抬肩，鼻翼煽动。脉浮紧，苔薄白。

治宜祛风散寒，宣肺开闭。

方选小青龙汤合华盖散加减：

炙麻黄3克 桂枝3克 细辛1.5克 法夏6克 白芍6克 甘草3克 杏仁6克 苏叶6克 厚朴6克 生姜3片

喉间痰鸣，胸腹满闷，可选用海浮石、旋覆花、瓜蒌、青皮等。

2. 风温闭肺 发热，有汗，咳嗽连声，痰白粘稠，口鼻气粗，甚者喘满鼻煽。舌质尖边红、苔白或黄。

治用辛凉解表，宣肺开闭法。

方选银翘散合麻杏石甘汤加减：

麻黄3克 杏仁6克 生石膏15克 生甘草3克 金银花10克 连翘10克 薄荷2.4克 桔梗6克 淡豆豉6克 牛蒡子6克

极期 表邪失宣，入里化热，由卫转气，形成里热为主之证，以高热不退、喘憋气促为主要症候特点。可分成下列4型：

1. 痰热壅肺 症见发热不退，咳嗽声浊，喉间痰鸣，痰声黄、粘稠，早晚咳剧，动则甚，胸腹满闷，纳谷不香，口中乏味。脉滑数，舌质红、苔白或黄腻。

治宜清热化痰，降气平喘。

方选麻杏石甘汤合清气化痰丸加减：

麻黄3克 杏仁6克 生石膏24克 生甘草3克 清

半夏3克　全瓜蒌10克　贝母6克　胆星3克　黄芩6克　橘红6克　知母6克

2. 肺胃热盛　症见高热不退，日晡益甚，汗出不解，口渴欲饮，呼吸气促，喘憋鼻煽，咳声不断，烦躁不安，夜寐不宁，便干尿黄或口舌生疮。舌质赤、苔黄，脉数。

治宜清热解毒，泻火肃肺。

方选银翘白虎汤合麻杏石甘汤加减：

麻黄3克　杏仁6克　生石膏24克　甘草3克　金银花10克　连翘10克　知母10克　黄芩10克　板蓝根10克　麦冬10克　鱼腥草10克

大便秘结，腑实不通者可加芒硝、大黄通腑泄热；热毒弥漫三焦，躁扰不安，喘满不得卧，用上方效不显，可加用黄连解毒汤（黄连、黄柏、黄芩、栀子、大黄），并可配合服用紫雪散、壬金散。

3. 气营两燔　症见高热不退，汗出不解，口鼻气热，喘憋鼻煽，烦躁不安，神昏谵语，病夜重，甚至昏迷抽风。脉滑疾，舌质绛、老黄或灰黄苔，偏干。

治宜清营转气，解毒泻火。

方选清瘟败毒饮加减：

生石膏45克　生地10克　知母10克　玄参10克　栀子10克　黄芩10克　淡竹叶6克　丹皮6克　连翘10克　赤芍10克　黄连3克　甘草3克

或加服羚羊粉0.3克，日3次，冲服；或加用壬金散0.6克，日3次，冲服。抽风者可加用全蝎、蜈蚣、钩藤、天麻等品。有斑疹、鼻衄、便血者，重用清热凉血法，可加犀角粉0.6克，日3次，冲服。

4. 热耗气阴　症见发热汗出，呼吸气弱，咳声无力，痰不易出，口干唇燥，面青无泽，涕泪俱无，齿枯乏荣，皮肤干燥。舌干失泽、苔或黄或灰乏津，脉细数无力。

治宜清热养阴，益气生脉。

方选生脉散合竹叶石膏汤加减：

人参6克　麦冬10克　五味子10克　生石膏15克　淡竹叶6克　芦根10克　花粉10克　生甘草3克

如果病情进一步恶化，出现体温不升，汗出不止，四肢厥冷，呼吸欲绝，倒气抽泣，脉微或无，舌不转动，此乃元气将脱，急用参附、生脉回阳救逆，补气固脱。赵老认为：此种阴津已被耗竭转致虚脱，多数因于表散太过，邪热郁闭而伤阴；或火毒壅遏，燔灼胃液，大有涸竭之势，因而用参附救逆回阳不要过剂，阳气一回即转顾津液，否则又会助长毒邪。同时要注意与“热深厥深”、“真热假寒”相区别。

后期　热邪渐解，气阴未复，往往出现正虚邪恋的证候特点，但此时一般已无大热。

1. 余热未尽　症见壮热已解，午后低热，咳唾黄痰，五心发热，两颊发赤，睡眠欠安。舌质红、苔微黄，脉略数。

治宜清解余热，润肺生津。

方选加味千金苇茎汤：

芦根10克　桃杏仁各5克　冬瓜仁6克　生苡仁10克　知母6克　花粉6克　麦冬6克　贝母6克

痰多者可以合用导痰汤；微喘者可佐降气平喘之品，如旋覆花、苏子、法夏、厚朴等。

2. 肺燥津伤　身无大热，喘满已平，咳痰不爽，夜间尤甚，口干唇燥。舌质红、干、少苔，脉细数。

治宜养阴润肺，生津止咳。

方选沙参麦冬汤加减：

沙参10克　麦冬10克　玉竹6克　花粉10克　芦根10克　甘草3克　贝母3克　桑叶6克

总之，小儿肺炎辨证施治既要掌握温热病的规律，又要结合脏腑辨证特点，不可拘泥一格。但要抓住重点，“热毒”和“气阴”是肺炎正邪交争的两个方面。所以，要紧紧把握“热毒”的变化（传变规律）和“气阴”存亡进行辨证施治。在热盛气阴不衰的情况下，治疗重用清热解毒法；在热盛气阴已受损的情况下，治疗时应清热解毒、益气养阴并用；在热盛气阴将竭的情况下，首先补气、回阳救逆，病情稳定后，还必须清热解毒，有一分热邪就要清解一分，不留后患；如果热退正虚，则主要以扶正养阴为主。这些是肺炎辨证施治的基本原则。

十六、肺　脓　疡

相当中医的所谓肺痈，本病初期多有潮热或五心发烧，咳嗽，声音重浊，痰液多粘稠，色有白有黄，迁延多日则自觉胸痛，可由X光检查确诊。

此病多因表邪未解，入里化热，灼热伤阴，肺之清肃失职。

1. 热毒炽盛时，可见发热恶寒，脓痰带腥臭，脉数有力，舌质或绛或红，舌苔腻或黄垢。治宜清肺解毒，降痰排脓，方选千金苇茎汤加味。

冬瓜仁10克　桃仁6克　浙贝10克　苡仁12克　桔梗6克　金银花10克　芦根30克　生草3克

方中桔梗、浙贝可泻肺排痰；苡仁、冬瓜仁消肿排脓；金银花、桃仁清热解毒活血；芦根、甘草兼可宣肺散邪。

2. 邪减体弱时，则见身热渐退，咳嗽亦轻，仍有轻微胸痛，自觉肢倦、乏力、痰较少，但仍微有腥臭味。

此时治宜滋阴清热，肃肺祛痰之剂。

北沙参10克　白及6克　阿胶珠6克　麦冬12克　法夏5克　白芍6克　生地10克　桑皮6克

方中用阿胶、沙参、法夏既可滋益肺虚，又可清痰肃肺；白及、白芍有补益肺络损伤之功；麦冬、桑皮、生地可滋润肺阴；又可化痰生液。

若有阴虚低热者可加用青蒿、玉竹、银柴胡；

若仍咳嗽重者，可加百合、橘红、瓜蒌、黄芩。

按本病可分实证和虚中夹实两种类型，但以实证为多见。早期毒热炽盛时，可采用千金苇茎汤加减。若病儿体质尚好，毒热炽盛时，可重用金银花、浙贝、桔梗，也可以加用蒲公英、连翘以加重清热解毒。

十七、哮　喘

痰声嘶吼，气粗有声者为哮，呼吸急促，两胁煽动者为喘。故哮以声响言，喘以气息言。哮是气为痰阻，呼吸有声，喉若拽锯，难于卧息，乃痰热内阻，邪留肺络，热壅气逆；喘是肺失清肃，出纳升降失常，张口抬肩，气逆奔迫。

赵老治哮喘的经验方是：

桑白皮12克　麻黄3克　法夏5克　炒杏仁6克　黄

芩10克　银杏10克　生石膏30克　瓜蒌12克　阿胶10克　麦冬10克　生草3克　苏子5克

本方麻黄、苏子、桑白皮、生石膏既能解表又兼清肺降逆；法夏、瓜蒌、杏仁、银杏专化浊痰宁嗽定喘；黄芩、生草、麦冬、阿胶清肃肺窍浊热兼益气生津。急、慢性哮喘均可用。

根据哮喘的证候特点分成4型：

1. 风寒型　大多发热不明显，头痛，多涕，无汗，喉中哮鸣，痰多呈泡沫状，舌苔薄白。宜用小青龙汤加减治疗。

麻黄3克　桂枝5克　细辛2.4克　干姜3克　五味子5克　白芍6克　射干6克　法夏3克　甘草3克

2. 风热型　呼吸气促，喉中痰鸣，阵咳，痰黄稠不畅，胸闷面赤，或有发热，小便黄，大便干，舌苔黄。宜用麻杏石甘汤加减治疗。

麻黄5克　炒杏仁6克　生石膏18克　生甘草5克　桑叶10克　黄芩10克　海浮石12克　瓜蒌12克　海蛤壳10克

3. 火郁型　喘息气粗，痰粘稠，面赤唇干，津少，小便短赤，大便燥结。宜用白虎汤加味治疗。

生石膏30克　知母6克　炙桑皮10克　玄参10克　粳米12克　炒杏仁6克　紫菀10克　款冬花10克

4. 肺虚型　症见呼长吸短，动则喘促加剧，面色㿠白，小溲清长，大便多溏。治宜本事黄芪汤加减。

人参6克　黄芪12克　茯苓10克　炙草3克　附子10克　白芍6克　五味子3克　麦冬10克　天冬10克　乌梅1枚　生姜3片

慢性支气管喘息缓解后，可用核桃肉500克，冰糖

500克，炒杏仁250克，白果250克，共捣成泥，每晨服一匙，连服3料，可防复发。

附：肺源性心脏病（肺心病）

肺心病，其症状特点除了呼吸道感染症状外，多有喘息不得卧，唇甲青紫，浮肿尿少，食纳不振，甚至出现狂躁、嗜睡、昏迷、抽搐等症状。中医从分析症状特点入手认为：肺心病乃心、肺、脾、肾同病，外感内伤交错。从临床实践出发，分为4型：

1. 心肺气虚、肺气壅滞型　主要症状是动则气憋，心悸气短，尿少浮肿，有时不得平卧，脉虚缓。

治应补肺养心，降气定喘。

方选生脉散合葶苈大枣泻肺汤加减：

人参5克　麦冬10克　葶苈子10克　北沙参6克　远志6克　川贝5克　苏子3克　莱菔子6克　五味子5克　大枣3枚　炙草3克

2. 肾不纳气、心气不足型　症见咳嗽喘憋，呼多吸少，心悸恶寒，尿少浮肿，神疲唇青。

治宜益气养心，收纳肾气。

方选生脉散合济生肾气丸加减：

党参10克　麦冬12克　山药10克　泽泻6克　核桃肉15克　熟地15克　肉桂6克　附子6克　牛膝10克　五味子3克　茯苓10克　丹皮6克

3. 脾虚饮结，阻遏心肺型　症见喘满心悸，发绀，四肢肿痛，食少，恶心，无力，脉缓，苔白。

治宜温脾行气，化痰逐饮。

方选苓桂术甘合葶苈大枣泻肺汤加减：

茯苓10克　桂枝6克　法夏5克　生姜6克　炒白术

10克　大枣3枚　葶苈子6克　炙甘草3克

4. 水饮内停，夹染风寒型　症见发热恶寒，喘息痰多白沫，胸痛，恶心呕逆，身重肢肿。

治宜解表散寒，温化湿饮。

方选小青龙汤加减：

麻黄3克　桂枝6克　白芍6克　细辛2.4克　五味子5克　法夏6克　干姜3克　炙草3克

总起来说，肺心病缓解期以治肺为主，治心为辅，可用益气养阴兼降气化痰之品；代偿不全期以收纳肾气，消肿平喘为主，佐以养心活血，重点在于扶正；心肺功能不全，水饮内停者，以健脾行气化痰逐饮为主；如合并感染，则以解表散寒、温化湿饮祛邪为主；若出现昏迷抽风则要镇肝熄风降气化痰；若出现代谢性酸中毒，重点在于调整脾胃和解毒。对于此病的治疗一定要从整体观念出发，掌握邪正二者交争的关系，因人而异，因病而异，抓住不同阶段的特点，既要有原则性，又要有灵活性，将辨证与辨病结合起来，才能得到较好的效果。

按：哮喘病是儿科的常见病，在临床上经常采用的方剂如千金定喘汤、麻杏石甘汤、小青龙汤、百合固金汤、泻白散、华盖散、麦门冬汤等。儿科的哮喘，多数是外感失宣，闭塞肺络，实证较多，内伤之证则偶或有之，致于肺心病的患者则不多见。

十八、疳　积

疳积多由于消化功能不良、营养紊乱所引起的肠胃病。古人说疳者干也，因脾胃干涸，内少津液所致。其症状特征是面黄肌瘦，头大项细，发枯直竖，腹大青筋，年龄以2、3岁为多。如以针刺小儿食指和中指第二节的层纹（四缝穴），每可得一种少许黄白色粘液。赵老治疳积的主要经验方是自己配制的小儿健脾散，现在改称为健脾片。此方赵老于1958年献出。

主治：小儿疳积，面黄身瘦，不思纳食，颈细腹大，喜食异物，兼有蛔虫。其功能是化积杀虫，健脾益胃。处方如下：

党参60克　神曲30克　胡连30克　炒鸡内金90克　三棱60克　莪术30克　青皮30克　使君子60克　二丑60克　枳壳60克　川朴30克　青蒿60克　苍术60克　槟榔60克　炒麦芽90克　大黄90克　草果60克　灵脂60克

以上十九味共轧细面，每300克对冰片1.5克，每包重0.6克。

用法：1周内小儿可每次服半包，日2次；3周内小儿每服1包，日服2次；5岁上下之小儿可每服2包，日2次。

疳积是儿科常见病，古人将“麻、痘、惊、疳”列为小儿四大症，且指出疳皆脾胃病，积为疳之始，疳为积之终。多数医家从五疳论治，下面作一简要介绍。

1. 脾疳（包括疳积、疳泻、牙疳、丁奚疳）症见面黄身瘦，腹大青筋，颈细懒食，喜食泥土。

治疗重在脾，用消疳理脾汤加减：

芜荑6克　三棱3克　莪术3克　青皮6克　陈皮6克　使君子10克　芦荟6克　槟榔6克　川连1.5克　胡连2.4克　神曲10克　炒麦芽6克　鸡内金10克　生草3克

成方肥儿丸也可用。

2. 肺疳（包括鼻疳、无辜疳）症见咳逆发枯，憎寒发热。本症与现时之营养不良，续发呼吸道感染相似。

治宜肃肺清金，生津润燥。方选甘露饮加减：

生地10克　熟地10克　天冬6克　麦冬6克　枳壳3克　茵陈6克　杷叶6克　桔梗6克　黄芩10克　石斛6克　红枣肉3枚

3. 肝疳（包括疳热、眼疳）　症见腹大青筋，爪甲青，摇头揉目（此乃营养不良，维生素甲缺乏症合并眼部病变）。

法用清肝泻热，消疳逐积。方选柴胡清肝散加减：

银柴胡6克　胆草6克　连翘10克　胡连2克　赤芍5克　炒栀子6克　生地10克　青皮6克　甘草3克　竹叶3克为引

若眼部症状突出者，用清热退翳汤，重清肝解热，明目退翳。

胡连3克　生地10克　蝉蜕6克　炒栀子6克　木贼草10克　羚羊粉0.6克　胆草6克　赤芍6克　银柴胡3克　白蒺藜10克　菊花10克　甘草3克

4. 心疳（包括脑疳、疳渴）　症见身热自汗，面目赤红，时有惊惕，咬牙弄舌，口燥多渴，睡喜伏卧，懒食消瘦。

治用杀虫清眩，逐热解秽法。方选龙脑丸加减：

龙脑1.5克　麝香1克　雄黄6克　胡连2.4克　干蛤蟆1个　牛黄1克　朱砂6克　芦荟6克

共研面，熊胆和丸，绿豆大，日服2次，每次3、4丸。

5. 肾疳（包括疳痢、疳肿胀）　症见便频，里急后重，不食，粪多粘滞，身或浮肿。

治用消疳杀虫，逐积清热法。方选肾疳金蟾丸加减：

干蛤蟆1具　胡连2.4克　川连3克　雷丸10克　苦楝皮10克　肉豆蔻3克　鹤虱6克　芦荟10克　芜荑6克

共研面，蜜丸或糊丸，绿豆大，雄黄为衣，每服20丸。

还可配合针四缝，捏脊等疗法，也可内服健脾散（方详前）。

十九、消化不良

消化不良是乳食不消，水谷不化，胃肠道功能紊乱，以腹泻为特征的儿科常见病，一年四季都可发生，夏秋季尤多。

根据消化不良的证候特点和赵老的临床体会，将此病分成9类：

1. 伤乳泻　症为宿乳内蓄，肠胃积滞，清浊相混，稀水夹有奶块，口干，出气有酸臭味，腹胀，烦啼，舌苔白厚湿润。

治用平胃散佐消导之剂。

处方：苍术5克　川朴3克　炒麦芽6克　甘草3克　陈皮5克　黄芩6克　炒鸡金10克

2. 伤食泻　为喂养不当，或骤然断奶，改换食品；或荤腥较多，暴饮暴食过伤脾胃。食滞夹湿化热，热结旁流，泻下腐臭，腹部灼热，腹痛拒按，喜凉多渴，烦啼，呃逆倒饱，舌苔垢腻且干，指纹紫。

治宜导滞清热利湿，保和丸加减主之：

神曲6克　川连10克　焦楂6克　茯苓10克　半夏3克

陈皮3克　莱菔子6克　车前子6克

3. 风泻　因风邪袭表，郁于腠理；或感冒后，饮食不节，风热相搏，下迫作泻。

症见恶风发热，微咳有汗，头痛恶心，纳食不香，或吐泻交作。舌苔薄白，指纹淡紫。

法宜祛风解表调理肠胃。方选藿香正气汤加减：

藿香10克　苏叶3克　陈皮6克　苍术5克　白术6克　腹皮6克　甘草3克　赤苓10克　半夏3克　桔梗5克　川朴3克　鲜姜2片

4. 洞泻　又名飧泻。因风寒湿侵，寒湿相聚，水谷不分，洞下稀水，完谷不化。舌苔白滑，脉象沉弱。

治宜分清化浊，调理脾胃。方选胃苓汤加减：

苍术3克　川朴3克　陈皮6克　甘草3克　茯苓10克　猪苓10克　白术6克　桂枝3克　泽泻6克

5. 惊泻　因于惊恐，乳食不化，清浊不分，泻下生矣。

临床可见睡眠不实，时有惊悸，泻多稠粘，色青绿如苔。

治宜益脾平肝镇惊。方选益脾镇惊散加减：

人参24克　白术6克　茯神10克　朱砂1.5克　钩藤3克　甘草3克

6. 热泻　乃因宿滞化热，与湿交搏，小便不利，热结旁流，暴迫下注。

临床可见发病急，身热面赤，气粗口干，腹满拒按，烦啼不宁，肛门灼热，泻下粘滞，色黄绿，杂有泡沫。舌苔黄垢，指纹深紫。

治用清热化湿泻脾胃火法。方选泻黄散加减：

藿香6克　神曲6克　生石膏24克　泽泻6克　木通6

克　炒栀6克　生草3克　猪苓10克　炒麦芽10克

7. 寒泻　因受凉伤脾胃之阳，不能腐熟水谷，以致便溏清冷完谷不化，神倦疲乏，恶寒，身痛，腹痛，甚至四肢不温。舌淡，脉迟。

治宜温脾散寒法。方选附子理中汤加减：

附子10克　炒白术10克　人参3克　炮姜5克　炙甘草3克　云苓10克　伏龙肝10克

8. 暑泻　病发于盛暑，泻下如注，身热烦渴，肠鸣腹痛，面垢有汗。若伴有壮热烦躁，便泻不畅，粘腻秽味触人，均可转致津脱液竭，甚或抽搐。

早期可用黄连香薷饮（黄连1.5克，香薷6克，川朴3克，连翘10克，金银花10克，扁豆花6克，生草3克）治疗。若壮热燥扰，可用葛根芩连汤加滑石、淡竹叶、扁豆花、金银花等治疗。若暑湿秽浊过盛，深陷营阴，可采用清营汤加熄风饮。

广犀角2.4克　竹叶6克　麦冬10克　钩藤3克　金银花10克　大生地10克　连翘6克　玄参6克　川连1.5克　全蝎1.5克

也可加用紫雪散之类。

9. 疳积泻　详疳积肾疳的治疗。

如果泻泄伴呕吐，汤药难下，可用陈醋、明矾、面粉各适量调匀成糊状敷两足心，半小时可见效。

在调整小儿消化功能过程中，赵老的体会是用消导通滞法为主，忌滥用补法，常用的药物是：小儿百寿丹，每服1丸，日2次。小儿健脾片，每服2片，日2次，同服。

二十、再生障碍性贫血

本病多因邪毒羁留营分，迁延日久脾肾两伤，阴阳气血不足，精气内夺，症见血枯失荣，色悴羸瘦，面暗无华，爪甲苍白，上肢或下肢有大小不等出血点，脉搏沉细弱。中药治疗多以滋阴补血、止血、益脾等法则。方选归脾汤加味。若有出血倾向者，加用阿胶、熟地、仙鹤草、侧柏炭、藕节炭等止血之品；根据不同的病情，可用滋阴潜阳，大补肝肾之剂。方选龟鹿二仙胶加当归、三七等；或用滋阴补肾，凉血养血之剂，方选一贯煎、归芍地黄汤加减；或用温阳补肾，滋血益血法，方选桂附地黄汤加阿胶等。

赵老的经验，病开始宜滋阴养血，益肾健脾兼补气。待病情稳定后，再加重扶阳药量，如：还少丹、右归饮、河车大造丸、桂附地黄之类。

为了探讨此病的辨证施治规律，从临床实践出发，可分成以下 2 型：

1. 精血不足，虚火偏亢型　主要症状是面色晄白，唇甲色淡，食欲不振，心烦喜静，手足心热，盗汗低热，皮肤瘀点，多呈暗淡，时有鼻衄，齿衄，或大便带血。舌苔薄白、舌质淡，脉象细数，按则无力。为本虚标实，治疗就要考虑滋阴的同时，尚须清降虚火。方选青蒿鳖甲汤加味：

青蒿 10 克　制鳖甲 12 克　山萸肉 10 克　丹皮 6 克　细生地 12 克　肥知母 6 克　玄参 10 克　杭白芍 10 克　阿胶珠 10 克　煅牡蛎 12 克　鸡子黄 2 枚

方中鳖甲、知母、生地、玄参滋阴清热；阿胶、杭芍、山萸肉养血敛阴；青蒿，牡蛎，鸡子黄既退骨蒸，且解低热。

2. 气血两虚，脾肾损耗型　症见面色苍白无华，唇舌，指甲淡白，盗汗，自汗，形气怯弱，神疲肢怠，舌无苔、舌质白淡，脉细弱。

治宜双补气血，健脾益肾。

方选归脾汤加味：

人参6克　生白术10克　生黄芪24克　当归10克　阿胶珠10克　大熟地12克　白芍6克　紫河车10克　煅龙骨12克　鹿茸面1.5克（分冲）

方中人参、鹿茸、黄芪、河车补益真元；当归、阿胶、白芍、熟地滋肾养血，气血双补。

再障的病情很复杂，变化多端，所以一定要掌握中医辨证施治法则。下面再谈几点赵老的经验：

（1）初期使用补气补血药，每易引起发热，鼻衄或龈衄，故须留意。

（2）若虚弱症状明显，脉象沉细或沉迟，可采用参芪类之补剂，须逐步增加药量。

（3）若宜温脾者，可采用黄精、白术、山药、干姜等。

（4）如宜温补肝肾者，可用附子、肉桂、巴戟、破故纸、仙灵脾等。

（5）如宜温润镇敛，可采用龙骨、牡蛎、萸肉、菟丝子等。

（6）有宜温润而不宜温燥，可采用肉苁蓉、枸杞子、熟地、菟丝子、何首乌之类。

（7）有宜清凉柔润，而不宜温燥，可用生地、地骨皮、龟甲、芍药、玄参之类。

（8）若有眼底出血，用活血药可暂而不可久。

（9）若子宫大出血，不用当归，可用赭石、磁石、三七等，同时输血。输血是治标之法，能很快减轻症状，若反复输血，究非上策，殊难持久。

二十一、紫　癜

紫癜有两种：一种是过敏性紫癜；另一种是血小板减少性紫癜，现分述如下：

1. 过敏性紫癜　本病的致病原因多因血热壅盛，兼感表邪，初起斑点常呈红色，且可高出皮面，手摸可有触觉，并略有痒感；而后逐渐变为深红色，形成典型的斑点。紫癜多见于下肢，出没无常，有时臀部、上肢也可见，伴关节痛，腹痛，剧者尿血。舌质红，脉滑有力。

治宜散风清热凉血，方药如下：

白茅根12克　大生地12克　金银花10克　丹参6克　紫草10克　防风3克　丹皮6克　小蓟10克　茜草6克　桃仁5克

方中金银花、防风清宣散风解毒；茅根、生地、丹皮、茜草凉血止血生新；丹参、紫草、桃仁、小蓟活血散瘀清热。

如果瘙痒重者，可加用芥穗、蝉蜕各6克；便血可加用地榆、槐花各6克；腹痛者加广木香、白芍、山楂各6克；关节痛者加用川牛膝、秦艽各6克，桃仁5克；久病不愈者可去散风药加收敛之品，如牡蛎、山萸肉等。

如紫癜已退，皮疹未见再起，可用芡实10克，鸡内金10克，生地12克，丹皮6克，赤芍6克，茅根10克，茜草10克，连翘10克，常服善后，以防复发。

2. 血小板减少性紫癜　本病有两种表现，一种是毒热未清，耗伤阴血。多发生在热性病之后，认为是继发病。因其毒热不净，深入血分，壅遏脉络，迫血离经，此种情况既有毒热，又有阴伤，故属于半虚半实的证候。另一种是营血不足，血不归经，这种类型多呈慢性，与热性病关系不大，主要由于体质虚弱，阴血不足而致血不归经，故属虚象。

热证以后身起斑点，其色紫暗，重点兼有鼻衄，齿衄，苔黄干涩、舌质红，脉细数。

治宜清热解毒，滋阴凉血。

大生地12克　浙贝母10克　花粉10克　败酱草10克　紫地丁10克　大青叶12克　连翘12克　大小蓟各15克　茜草10克　紫草6克　白茅根30克

方中败酱草、连翘、浙贝、花粉可以解毒清营退热；大小蓟、茜草、生地、茅根为凉血，止血；地丁、大青叶、紫草解毒，寓有清热宁血的作用。

若瘀斑色呈青紫，面色晄白，疲倦乏力，盗汗自汗，手足心热，时有鼻衄，舌质淡，苔白，脉小数。宜用养血补益固敛之品。

阿胶珠10克　生熟地各12克　杭白芍10克　五味子6克　藕节10克　侧柏叶炭10克　麦冬12克　炒栀炭6克　龟甲10克

方中龟甲、阿胶、当归、五味以滋阴补益固敛；生熟地、炒栀炭，侧柏叶炭以清热、凉血、止血；麦冬、白芍、藕节清虚火而兼柔润。

若出血重者可加三七面3克，分次冲服；心烦不眠，加炒枣仁10克，川连1.5克；食欲差者加神曲、炒鸡金各

10克。

根据赵老的临床经验，本症总以热证居多，但虚实之分尤关重要，也就是说同属血热，却有实热和虚热之分，实热治法去其有余之火；虚热则滋其不足之阴，不过两者都需加用凉血止血之品，虚者还要补血。

减退紫癜下方疗效较好。

青黛6克　连翘10克　蝉蜕3克　蒲公英10克　金银花10克　生地12克　大小蓟10克　丹皮6克　茜草10克　黄芩6克　白茅根10克

附：便血、衄血、咳血

1. 便血　中医书谓之：近血病在腑，远血病在脏。由于脾阳失运，瘀浊凝结，血不循经而下窜成病。便血时当用清血热而止便红之法。

方药：炒地榆10克　炒槐花6克　生地炭12克　丹皮6克　赤芍6克　炒猬皮10克　伏龙肝10克　川连3克　棕炭6克

血止后，可酌情用归脾摄血法善后。

不论近血、远血，赵老常用地榆、刺猬皮各30克，炒黄，共研细面，每服3克，红糖水送下，有一定疗效。

2. 衄血　血上逆出于鼻者为衄。多因热邪迫血妄行；亦有阳虚致衄者；也有久衄伤精血者，当详辨。

因火亢致衄者，治宜清降凉血止血，用地黄饮子加减：

生地15克　阿胶10克　白芍10克　侧柏炭6克　地骨皮6克　黄芩6克　炒栀5克　大小蓟12克　三七面1.5克（分冲）

阳虚致衄者，宜补气温摄止血。方选温摄四物汤加味：

当归10克　炮姜6克　白芍6克　阿胶10克　黄芩3克　黄芪12克　生熟地各15克

久衄者宜滋养止衄散加减：

黄芪15克　当归10克　赤芍6克　白芍6克　生地12克　阿胶10克　熟地12克　茜草10克　白茅根10克

赵老常用的止衄验方是：

鲜小蓟洗净取汁兑白糖，每日早晚各服一杯。也可用血余炭10克，研极细末，吹入鼻中少许，或用童便冲服3克，也有效。

3. 咳血　火邪上灼肺金，咳嗽带血，喉痒，鼻干或有发热，头痛（结核病除外），可用桑杏汤合小蓟饮子加减：

桑叶10克　杏仁6克　沙参6克　川贝3克　阿胶6克　藕节6克　黄芩6克　大小蓟12克　麦冬10克　茜草10克　生地炭15克

二十二、尿　道　炎

本病主要症状是小便量少，排出困难，尿痛尿急，尿道感觉灼热，或有砂石现象。

主要原因是心经浊热，下移膀胱，久之得病。治宜化湿浊，利膀胱，清心热之剂：

冬葵子10克　萹蓄6克　瞿麦10克　木通6克　石韦6克　车前子10克　萆薢10克　黄芩6克　桃仁5克　生地12克　滑石10克　山栀5克

方中萹蓄、瞿麦、木通、车前子通淋利尿；黄芩、生地、冬葵子、石韦清利膀胱湿热；桃仁、滑石、萆薢清营活血而逐湿；木通、生地加栀子有清心之功。

二十三、急性肾炎

急性肾小球肾炎，多因湿热由表达里，陷于血分，伤及络脉所致。症见尿少，血尿，眩晕，血压增高，浮肿等。

在初期表邪未罢者，应以辛散透达为主，使血分邪热得以外出，可考虑麻黄汤加大小蓟、木通、生地、白茅根、败酱草等。此时切忌分利，耗其真阴。表证已解，余焰未尽者，可用清热凉血法，使火不蒸腾，营血静谧，而血尿自除。可重用丹皮、侧柏、生地、白茅根；血热毒盛可加紫草、公英。烂喉痧后而浮肿者，可加紫草、赤芍、大青叶等凉血解毒之品。若因血瘀下焦，腰以下肿，或小腹痛，大便秘结，血尿严重者，可予疏利通达，泻热化瘀之导赤散加大黄、栀子、丹皮、牛膝、赤芍等。若为肝肾阴虚，水不涵木，肝阳偏亢，以致头晕、目眩、血压升高者，可用生地、玄参、女贞子、黄柏、五味子、知母、牛膝、菊花等滋阴降火；磁石、石决明、紫石英、生牡蛎等平肝潜阳。肝经热盛者，选用龙胆泻肝汤加羚羊粉、夏枯草、钩藤等。若病发于疮疡之后，湿热蕴郁血分，气机受阻，弥漫三焦，泛于肌肤，发现血燥壅遏，阳实燥结者，可予龙胆泻肝汤和调胃承气汤，以通利气机，涤荡湿热浊邪，三焦热除，则肿症自消。待至后期，血压下降，血尿、浮肿消失，可用理脾滋阴法善后。理脾则用参苓白术散，滋阴则可选用知柏地黄丸，两者交替服用。

为了进一步研究急性肾炎辨证施治规律，下面再介绍分型治疗的体会。赵老在临床上通常分为5种类型：

1. 风湿型　主要由于风邪外袭肌表，素蕴湿邪，使之肌肤腠理郁闭不宣，影响水道通达，形成水肿。症状特点是：发热或无热，微恶风寒，头眩、头痛，咳嗽，疲倦乏力，浮肿以颜面及上身为显著，小便少，脉浮数或浮滑，舌苔薄白。治宜辛温解表，通阳利湿。方选越婢汤和苏叶茯苓汤加减：

麻黄3克　生石膏15克　生草3克　生姜6克　大枣3枚　苏叶6克　茯苓10克　腹皮10克

方中越婢汤外解表邪，内清里热，使阳气外达，调整三焦气化功能，以消水肿。苏叶、生姜温散行水，腹皮、大枣调整肺脾，使水湿停滞所出现的浮肿消失。

2. 风热型　因积热内潜，又加新感，或由感寒化热，致使肺脏被邪热阻郁，升降失司，三焦气机不利，水道不行而为肿。症状特点是：发热恶风，有汗或汗不多，口干喜饮，或面赤气粗，咳喘或有发憋，小便短赤，一身尽肿，上身尤甚。舌苔黄或腻，脉浮数或滑。治宜辛凉宣肺利水之剂。方选麻杏石甘汤和五皮饮加减：

麻黄3克　炒杏仁6克　生石膏24克　甘草3克　陈皮6克　桑白皮10克　大腹皮10克　姜皮3克　茯苓皮10克

方中麻黄、陈皮、桑白皮、姜皮以开降肺气，疏散外邪；大腹皮、茯苓皮、杏仁以利水肃肺；生石膏、甘草辛凉解热，和诸药以甘寒消肿。

3. 湿毒型　由于湿毒内郁血分，血郁则气机受阻，若湿毒发于肤腠则为疮疡脓肿，内蓄膀胱则为小便短赤，甚至血尿。其症状特点是水肿，常发生于疮疡之后，伴大便秘结，头晕头痛，肢倦，舌苔黄腻，脉象多滑。治宜清热解毒，利湿消肿。方选黄连解毒汤和四苓散加减：

川连2.4克　黄柏5克　黄芩10克　猪苓10克　白术10克　泽泻10克　蒲公英10克　滑石12克　木通6克　生草3克　海金沙10克

方中连、柏、芩、蒲公英解毒清热；海金砂、泽泻、猪苓、木通可清利膀胱止血尿；滑石、甘草、白术健脾行水。

4. 肝亢型　由于肝阳素亢，血热内郁，升降失调，临床除水肿、血尿、蛋白尿外，血压高是其特点，脉多弦滑有力，舌苔白腻，舌质尖边赤。治宜清热凉血，平肝降逆。方选龙胆泻肝汤加减：

龙胆草6克　通草3克　泽泻10克　柴胡5克　车前子10克　生地12克　当归6克　生草3克　栀子6克　黄芩6克

方中龙胆草、柴胡、当归、栀子以平肝降逆；通草、泽泻、车前、生地利水清营；黄芩、甘草辅助清肝亢之热。

5. 发斑型　发斑继发血尿，为此型的特点。常有腹痛，呕逆，舌苔多白腻，脉多弦滑有力。此乃血瘀营分，充于肌表，下移膀胱。治宜清营凉血，逐瘀理气。方选小蓟饮子和消斑青黛饮加减：

大小蓟10克　青黛6克　丹皮6克　蒲黄炭6克　茜草6克　连翘10克　生地10克　赤苓10克　桃仁5克　白茅根10克　阿胶6克

方中大小蓟、茜草、丹皮、蒲黄以清营凉血止血；

生地、青黛、茅根、桃仁以消斑逐瘀和血；阿胶、赤苓、连翘解毒兼益脾。

二十四、慢性肾炎与肾病综合征

慢性肾小球肾炎与肾病综合征，西医诊断有异，而中医辨证施治相同。都是以水肿为主症。而儿科最常见者是肾病综合征，下面谈一些体会。

抓住主症辨证施治，腰以上水肿属风水，宜用宣散疏泻利水之剂，如越婢汤加浮萍、猪苓、泽泻、云苓等；若体质壮实者，尚可酌加逐水之剂，如：牵牛、葶苈、腹皮等，汗利兼施；若腰以下水肿者，宜五苓散合五皮饮治之；偏于寒湿者宜苓桂术甘或实脾饮。水气实者宜大圣浚川散、舟车神佑丸；若脾土衰弱，运化呆滞，唇淡息弱，脉象迟缓，就当培元健脾，温运脾阳，用金匮防己黄芪汤；若肾虚寒重之体，可加用附子、杜仲；若脾阳、肾阳俱虚者，水肿久不消退，面色灰黄，少腹肿满，阴囊潮湿，舌苔淡白，脉象沉迟，治重温肾阳，用金匮肾气丸化裁。此方补而不滞，利而不伤，肺脾肾三脏同治之法。

总之，肾病综合征、慢性肾炎治疗比较复杂，必须根据临床所见，加以辨证施治，从整体观念出发，掌握和分析邪正两者交争的对立关系，抓住不同阶段的特点，因人而异，因症而异，既掌握原则性，又要有一定的灵活性，把辨证与辨病紧密结合起来，不断提高疗效。

下面再着重谈谈肾病的分型论治：

1. 寒湿型　由于久感寒湿，脾土受困，中阳不振，水湿难化，皮肤腠理闭塞而浮肿，病起缓慢，且多始于下肢，周身倦怠，颜面皖白，苔白滑或灰腻，脉多沉迟。治宜辛温理脾，通阳利湿。方选苓桂术甘汤和五皮饮加减：

云苓10克　肉桂5克　炒白术10克　制草6克　泽泻10克　陈皮6克　姜皮3克　大腹皮6克　附子6克　冬瓜皮10克

2. 脾虚型　因脾阳不足，不能制水，水湿泛滥而肿胀，并见大便溏薄，面色萎黄，下肢肿甚，腹胀痛，形寒肢冷，苔淡白，脉沉缓。治宜温阳益气，健脾逐湿。方选实脾饮和六君子汤加味：

云苓10克　白术6克　木瓜6克　大腹皮6克　附子10克　川朴5克　炮姜6克　木香3克　砂仁3克　党参10克　草蔻3克　制草6克

3. 肾虚型　肾阳不足，不能温助三焦，而致水湿弥漫，溢于皮肤而为肿。症见颜面皖白，唇淡不渴，浮肿或轻或重，气微神倦，大便常溏。法宜温肾利水。方选桂附地黄汤和五皮饮加减：

肉桂3克　附子6克　山萸肉10克　山药10克　熟地12克　云苓10克　泽泻6克　冬瓜皮10克　肉苁蓉10克　姜皮5克　大腹皮6克

4. 脾肾两虚型　因为肾阳虚损，命门火衰，火不生土，因之脾虚不能制水，造成水湿泛滥成肿。症见身肿腹胀满，甚则青筋暴露，阴囊肿大，神倦食呆，便溏尿少，面色皖白，唇淡，脉沉细。治宜温肾通阳，健脾利水。方选济生肾气丸佐和苡米赤小豆粥：

车前子10克　川牛膝10克　肉桂6克　附子6克　熟地12克　山萸肉10克　炒白术6克　山药10克　丹皮6克

云苓 10 克　泽泻 10 克

苡米赤小豆粥方：

生苡米 120 克　赤小豆 180 克　黄米 180 克　神曲 120 克　猪肝 1 具　用竹刀切煮粥服。

在临床实践中，赵老曾用下面两种方法治疗肾病高度水肿，收到明显效果。

（1）内服桂附越婢汤，加用猪肝苡米粥，外用葱熨脐。

（2）内服疏凿饮子加姜、附兼服鲤鱼汤。鲤鱼汤即活鲤鱼一尾（约斤重）葱白 30 克，生姜 24 克，米醋 30 克，赤小豆 30 克，煎汤服。

二十五、惊　　风

小儿惊风没有季节的限制，多因宿乳停滞，蕴化内热，感染外邪，夹触惊悸，所以发则突然高热，烦躁不安，神倦多眠，若见睡不实、唇干、鼻窝口角色青，是惊风的先兆症状。惊风发生则痰壅漉漉，气粗不匀，手脚掣疭，或口眼相引，项背强直等。

中医治疗惊风主要采用清心镇肝，除痰解热，熄风止痉的原则。常用的成方有：定搐化风锭、小儿急惊粉、牛黄抱龙丸、蛇胆陈皮、保元丹、牛黄镇惊丸、琥珀抱龙丸、小儿脐风散等。

赵老常用的经验方是天麻钩藤饮加减：

天麻 3 克　钩藤 6 克　金银花 10 克　桃仁 3 克　炒栀子 3 克　天竺黄 10 克　僵蚕 6 克　全蝎 2.4 克　薄荷 1.5 克　芥穗 3 克

并加用定搐化风锭，每服 1 丸，日 2 次。

方中天麻、钩藤、全蝎、僵蚕为熄风止痉，解毒清热；金银花、芥穗、薄荷、炒栀子疏散表邪，清解邪热；桃仁以行血；天竺黄以豁痰。

赵老常用的药物有：

钩藤——惊痫瘈疭，抽搐肝风。石决明——入肝软坚，明目止搐。天麻——熄风止痉，眩晕拘挛。珍珠母——镇心坠痰，安魂退翳。磁石——潜阳镇静，安神止眩。羚羊——清肝解热，醒神祛风。全蝎——熄风镇痉，止搐解毒。僵蚕——散风解热，熄风祛痰。地龙——高热抽风，通经利水。蜈蚣——搜风定搐，结节肿毒。玳瑁——清脑醒神，解毒熄风。白附子——中风麻痹，散寒祛痰。熊胆——退热明目，功归肝胆。胆星——痉痫风痰，善走胆肝。

附：慢 惊 风

此病主要因为津血枯损，筋脉失荣，外邪久羁，化燥动风；加之元阳不足，气阴两伤，治宜扶正止抽，固气熄风。用固真汤加减：

人参3克　白术6克　肉桂2.4克　黄芪10克　阿胶6克　炙草3克　橘红5克　僵蚕6克　云苓10克　天麻5克

方中人参、黄芪、白术、肉桂为峻补元气；僵蚕、天麻、阿胶可熄风救逆；橘红、云苓以益胃；炙草以和脾。此方对于形体瘦弱，小抽无力，阴虚液亏，元阳欲脱的慢惊风症有一定效果。

二十六、小儿遗尿症

此症多因肾气不足，下元虚冷，而致膀胱不能制约水道，睡中小便自遗。

治宜培元益肾固涩之剂。

桑螵蛸10克 金樱子6克 黄芪10克 益智仁10克 茯苓12克 泽泻10克 升麻5克 覆盆子10克 党参10克

若脾肺气虚，摄纳无权者，也可采用健脾益气收涩之剂，如牡蛎散加减：

党参10克 炙黄芪12克 白术6克 茯苓12克 五味子6克 升麻6克 生牡蛎15克 桑螵蛸12克

覆盆子丸对遗尿症也有一定的疗效，其方组成如下：

黄芪30克 人参15克（可用党参代） 白术10克 升麻6克 覆盆子24克 金樱子10克 麻黄6克 补骨脂12克 五味子10克

共研细面炼蜜为丸，重6克。

同时可以采用针灸，中等刺激三阴交、关元穴。

赵老常用的简易经验方是：

桑螵蛸 补骨脂 益智仁 覆盆子 菟丝子各10克

水煎早晚服，七天一个疗程。

若属尿频症，可用下方：

桑螵蛸10克 升麻6克 黄芪15克 车前子10克

在治疗遗尿症的时候，一定要嘱咐家长，每晚限制患儿饮水量，养成睡前排尿习惯，夜间按时唤醒排尿，可增加药物疗效。

二十七、风湿性关节炎与类风湿性关节炎

风湿性关节炎与类风湿性关节炎，西医诊断不同，

中医称痹证。《内经》谓:“风寒湿三气杂至，合而为痹也”，说明此病致病的原因是外邪风、寒、湿。

风寒湿三邪达于经络，凝滞气血，而致关节肿痛，步履艰难，游走疼痛，治疗应以疏风活络，利关节活血之剂，处方如下：

嫩桑枝10克　青海风藤各10克　南红花6克　生侧柏10克　川牛膝10克　桃仁6克　伸筋草10克　松节6克　桂枝6克　威灵仙6克　寻骨风6克　秦艽6克

方中秦艽、桂枝、威灵仙、松节为散风活络逐湿祛寒；红花、桃仁、桑枝、生侧柏有活血行瘀利关节之效；青海风藤、川牛膝、寻骨风、伸筋草则祛风疏络兼利腰膝。

若关节肿痛而皮色不变，按之软绵绵者，多属虚候，应于上方中加益气之品；

若肿痛色赤，焮热作痛者多实证，应于上方中加清热解毒疏散之品。

若起病急，关节疼痛或局部灼热红肿，拌有发热烦躁，此为热痹之象，治用黄柏、防己、忍冬藤清热解毒；桂枝、桑枝、续断散风活络利关节；苍术、牛膝燥湿兼强健腰腿。

若腰背串痛或下肢不利属于偏风气重者，治宜祛风活血通络，用桂枝、羌活、秦艽散风祛湿；桑枝、木瓜、丝瓜络疏风通络；当归、牛膝、香附、地龙入营走血。

若湿热并重，腰腿沉痛，行动不利，可用防己、威灵仙、红花、萆薢活血逐风兼祛湿；木通、泽泻清利膀胱；续断、牛膝、地龙强腰腿而疏络。

在治疗此病时，还可以根据男、女之别选用不同治法。男性患者可用二陈汤为主，加以大秦艽汤或二妙汤，痛甚者加乳没、川草乌（去半夏）、松节。腰腿重者加木瓜、牛膝、地龙、千年健、杜仲、青海风藤、伸筋草、豨莶草、仙灵脾等；女性患者加用四物汤、陈黄酒、丝瓜络等。

下面再介绍一个外洗方和一个有较好疗效的经验方：

外洗方是：

羌活6克　荆芥6克　独活6克　防风10克　白芷6克　红花6克　透骨草12克

加盐、酒葱煎水洗患处。

经验方：

僵蚕　川牛膝　甘草　苍术　麻黄　全蝎　乳香　没药

每味36克，外加马钱子300克。

制法：

（1）将乳没用新千瓦炒至不起泡沫；

（2）下余六味用砂锅炒成黄色；

（3）马钱子先用砂锅煮，内放一把绿豆煮至开花时，剥去马钱子外衣，用刀切成薄片，晒二、三天后，再用砂土炒成黑黄色，连前药共轧成细面，白水送服。初服0.3克，渐增到0.9克。

主治腰腿痛，臂痛，全身或局部麻木等。

二十八、病毒性心肌炎

病毒性心肌炎轻重悬殊，病情复杂，病程又长，很难用一法一方治疗。中医主要根据临床症状特点、病人素质、外界气候变化进行辨证施治。赵老认为：危重病例（如：心力衰竭、心源性休克等），一定要中西医结合抢救。急性病毒性心肌炎，症见低热，自汗，心悸，气短，烦躁不安，面色苍白。脉细数无力，舌质红、苔白或黄。此多因热邪内扰，心气受损，肺阴有伤。

治宜清热生津，养心益气。

方选竹叶石膏汤合生脉散加减：

淡竹叶 6 克　生石膏 15 克　麦冬 10 克　清半夏 3 克　五味子 10 克　人参 6 克　连翘 10 克　生甘草 3 克　远志 6 克　柏子仁 6 克

方中竹叶、石膏、连翘清热不伤气阴；人参、麦冬、五味子益气生脉，能使心神有所养；远志、柏子仁、半夏安神定志且祛有形之痰，以防痰热搏结凌心犯肺；生甘草调和诸药。

有表证应解表；里热重者要清里；痰热盛者清化痰热。总应辨证施治，不能拘泥一法一方。

慢性病毒性心肌炎患者，要注意辨别心气虚，还是心阴虚。

1. 心气虚　症见心慌气短，倦怠乏力，动则甚，周身浮肿，下肢较剧，纳谷不香，胸腹满闷，大便不调。脉细无力或结代，舌质淡、苔白。

治宜益气强心，补脾肃肺。

经验方：

人参（或党参）6 克　云苓 10 克　法夏 3 克　麦冬 10 克　远志 5 克　炒鸡内金 10 克　炒麦芽 6 克　炒白术 6 克　阿胶 10 克　炙甘草 6 克　川贝 3 克

2. 心阴虚　心动悸，烦躁不安，睡眠多梦，五心发热，午后尤甚。脉细数，舌质红、苔少。

治宜养心阴，降虚火，清肺气。

处方：

麦冬10克　五味子6克　生熟地各10克　丹皮6克　山萸肉10克　茯神10克　泽泻6克　远志6克　人参6克　阿胶6克　玉竹6克　沙参6克

在治疗病毒性心肌炎的过程中，切忌大苦大寒、辛燥雄烈等伤津耗气之品，以甘淡、甘平之品缓调为妥。

二十九、糖　尿　病

糖尿病属于中医消渴证一部分，原因是燥热伤阴，胃中津液不足，肺受燔灼，肾不纳气，而症见多渴善饥，皮毛不泽，消瘦乏力，小便频数，尿有脂液。根据症状特点可分上、中、下消。上消又称膈消，多饮而少食，大便如常，小便清利；中消又称胃消，多渴喜饮且能食，小便黄，病为热中；下消又名肾消，病在下焦，尿如膏油状，病久则面色黧黑，形瘦如枯，小便浊而有脂。三消症不能截然分开，治疗主要壮水之主以制阳光，方选玉泉丸加减：

花粉12克　葛根10克　麦冬15克　人参6克　茯苓10克　乌梅6克　生草6克　生芍6克　生熟黄芪各15克

再加用煅牡蛎、山萸肉、何首乌、枸杞，效果更好。

方中人参、白芍、生熟黄芪温阳益气固阴；花粉、乌梅、葛根、麦冬生津止渴，输布津液；茯苓、生草，利湿清热。

糖尿病早期的治疗，宜采用滋阴清热，健脾益肾之法，用下方：

熟地24克　山萸肉15克　枸杞子10克　天麦冬各12克　五味子6克　党参30克　炒杜仲15克　花粉12克

方中党参、杜仲、枸杞、熟地为滋阴益肾；五味子、山萸肉为敛阴固中；天麦冬、花粉为清热生津。

病到较重阶段，出现“三多”——多饮、多食、多尿，身肢疲乏无力，嗜卧，可采用益肾固阴之剂。

煅牡蛎24克　生黄芪30克　炒杜仲15克　桑螵蛸15克　花粉24克　麦冬15克　玄参10克　菟丝子10克　山药12克　茯苓12克

方中黄芪、杜仲、牡蛎、菟丝子能益气、固肾、温阳、固守丹田；桑螵蛸、山药、茯苓、花粉健脾，滋阴固肾；麦冬、玄参增液生津。

如出现恶心呕吐，口干周身痛，血和尿中酮体增高，心跳加速或血压下降，四肢逆冷，或昏迷谵语，可采用养阴柔肝，降逆解毒法。方选生脉散和镇肝熄风之剂加减：

人参6克　大麦冬12克　五味子6克　生赭石10克　钩藤6克　生芍10克　菖蒲6克　生熟地各10克

配合苏合香丸，二丸冲服。

方中人参、熟地、生芍、五味为益气敛阴温而不燥；麦冬、生地、赭石滋阴镇肝生液；钩藤、菖蒲、苏合香丸开窍醒神熄风。

三十、癫　痫

中医认为癫、痫、狂是三种病。

癫是疯疯癫癫，说话语无伦次，颠三倒四，处境不分秽洁，言语不懂善恶，时悲时笑，神识不正常，是精神病的一种。

狂是猖狂刚暴，妄见妄言，漫骂不避亲疏，抵触不畏水火，逾垣上房，素所不能，是一种精神分裂症。

痫是平时依如常人，但病来突然昏扑倒地，肢体抽搐，胸背强直，口眼相引，叫吼吐涎，有如羊鸣。

本处所说癫痫是西医病名，即中医的痫证。有大发作、小发作之分。癫痫大发作症状特点，是在意识丧失前有自觉眩晕或肢体麻木感觉等先兆症状；继之昏倒在地，出现抽搐，口吐白沫，舌唇咬破，时间长短不等，后即进入嗜睡状态，醒后对发作无所记忆。

中医分析癫痫之因主要是痰浊夹肝风上蒙清窍所致，也有因为肾中相火上升，夹热夹惊的。治疗癫痫一定要抓住清痰、逐痰、平肝熄风、镇痉止搐等主要治法，熄风要注意活血，因为“血行风自灭”。赵老常用下列两方：

方一：青礞石 10 克　石决明 12 克　天麻 6 克　天竺黄 10 克　胆南星 6 克　钩藤 3 克　全蝎 2.4 克　僵蚕 6 克　代赭石 10 克　南红花 5 克　桃仁 3 克　法夏 5 克

方中青礞石、天竺黄、胆星、法夏，豁痰，逐痰，兼有宣窍之力；石决明、代赭石、天麻、钩藤，有平肝、镇肝熄风之功；佐用桃仁、红花，活血以助熄风之效；全蝎、僵蚕镇痉止搐。

根据上述原则，临床上还可以随证加减。

方二：生石决明 12 克　天麻 6 克　蜈蚣 2 条　广郁金 10 克　南红花 5 克　菖蒲 6 克　僵蚕 6 克　胆草 5 克　神曲 10 克　桑枝 10 克　全蝎 3 克　朱砂 1.2 克（分冲）

此方与上方比较，开窍醒神镇痉止抽之力加强，方中天麻、僵蚕、蜈蚣、全蝎熄风止抽化痫；石决明、龙胆草、桑枝清肝利络；郁金、菖蒲舒郁开窍；红花活血以助熄风；朱砂安神以助镇静；神曲健胃醒脾。

方一痰火盛者用之宜，即阳痫、痰痫之类；方二肝风盛者用之宜，即惊痫、羊痫。

为了进一步研究癫痫的治疗规律，可以分成如下4型讨论。

1. 胆火型　痫发直视，吐沫肢抽，平时易急躁，脉多滑弦。治宜熄风平肝，方选天麻钩藤饮加减：

天麻6克　钩藤5克　羚羊角1克　银柴胡5克　全蝎2.4克　胆草6克　石决明12克（分冲）　僵蚕6克

2. 痰热型　痫搐发作痰多漉漉，声吼吐沫，治宜豁痰清心止搐。选方如下：

青礞石10克　僵蚕6克　天竺黄10克　黄芩6克　川黄连2.4克　全蝎3克　大黄5克　竹沥汁24克（分兑）

3. 惊搐型　平时夜寐不安，病发痫搐，醒后精神呆痴，或有惊搐史，脉弦或滑。治宜定搐镇惊化痰。选方如下：

莲子心5克　铁粉10克　广木香3克　天麻6克　乌梢蛇10克　全蝎2.4克　僵蚕6克　朱砂1.2克（分冲）　茯神12克　胆星6克　桃仁3克

4. 正虚型　发作不典型，痫搐发作时易遗尿，唇淡，舌质淡，脉多芤无力。治宜安神定志化痫。选方如下：

人参6克　茯神10克　远志6克　黄芪15克　煅牡蛎12克　天麻5克　炒枣仁10克　僵蚕6克　煅龙骨12克　珍珠母10克

以上谈的是治疗癫痫大发作。下面简单介绍治疗癫痫小发作。

癫痫小发作多见于儿童，为短暂的意识障碍，目呆直视或头向前倾，《幼科证治准绳》描述本病说："发则旋晕颠倒，口眼相引，目睛上摇，手足搐搦，脊背强直，食倾乃苏。"

治用熄风止搐，疏络活血之剂。

钩藤5克　法夏3克　全蝎1.5克　南红花5克　桃仁3克　天麻6克　僵蚕6克　生侧柏10克　珍珠母10克　煅牡蛎10克　远志6克

也可用成方定搐化风锭或医痫无双丸。

定搐化风锭配方如下：

全蝎20个　桔梗10克　黄连10克　蝉蜕15克　甘草10克　防风15克　羌活15克　大黄15克　僵蚕15克　法夏15克　麻黄3克

上药除全蝎外，共轧细面，再将全蝎混入，再轧过箩，每300克面兑朱砂30克，牛黄5克，麝香5克，冰片10克，共研匀蜜为丸，重3克，每服1至2丸，日2次。

医痫无双丸配方：

全蝎10克　天南星30克　蜈蚣2条　白矾30克　生白附子15克　法夏60克　猪牙皂60克　僵蚕15克　乌梢蛇30克

上药共轧细面，兑麝香1.8克，雄黄5克，凉开水为丸，每袋重3克，每次服1.5~3克，日2次。

三十一、大脑发育不全

大脑发育不全是先天疾患，其临床表现各有不同，大体可以分为下列几种情况：

1. 智力障碍　痴呆无语，不懂人事，但口内知觉存在，遇有好吃食物可以咀嚼吞咽，若遇有不好吃食物或泥砂类可以自动吐出。中医认为此症病在心，所谓："心气盛者，则伶俐多言笑，形神清而多发；气怯者，则性痴而迟语，发久不出"。故治疗应着重清心醒脑益智兼降痰。方选泻心导赤汤和珍珠散化裁：

生地10克　川连3克　甘草5克　麦冬10克　茯神12克　当归6克　羚羊粉1.2克　大黄3克　雄黄6克　珍珠5粒（研冲）　朱砂1.5克（分冲）

2. 癫痫小发作　轻度脑发育不全常伴有癫痫小发作，如头摇目斜，前仰后栽，肢体抽动，须臾即可缓解。兼有呆痴表现，治疗可服定搐化风锭，每次1丸，日2次。汤剂用全蝎散加减：

全蝎2.4克　僵蚕6克　甘草3克　黄芩6克　羚羊1克　赤芍6克　桂枝5克　天麻5克　钩藤6克

3. 运动功能障碍　临床可见单瘫或偏瘫，或全身瘫痪。若属于强直性瘫痪者，多因痰热循经入络，独阳少阴，水不涵木，血不荣筋所致。法宜滋阴抑阳，平肝熄风。方选独活寄生汤加用桃仁、全蝎、侧柏、木瓜、松节等。

另一类为弛缓性瘫痪，大多与肾气不足有关，治疗应以补益肾气为主，佐以强筋骨，利关节之剂。可选用小续命汤加伸筋草、杜仲、红花、黄芪、续断之类。

总起来说，此病治疗颇为困难，赵老的体会，凡是脑发育不全，但部分知觉尚好的，这样疗效好；如果全部知觉失灵，则中药疗效也较困难。治疗此病主要是从心、肝、脾、肾论治。因为心主神明，心之声为言，故凡思维、智力、语言障碍者，多责之于心；肾为先天之本，藏精主智；肝主筋、主风，凡属运动功能障碍多从肝治；脾为后天之本，精神、体力的增强非后天壮实不可，所以治疗时亦不能忽视。但治疗重点在清心开窍，醒神利脑。赵老常用的方药是：

菖蒲6克　生石决明12克　珍珠母10克　玳瑁10克　蝉蜕6克　桃仁3克　南红花5克　全蝎3克　僵蚕10克　莲心5克　天竺黄10克　牛黄0.6克（分兑）（或用熊胆0.6克）

可以根据临床证候特点加减。

三十二、中毒性脑病和脑病后遗症

本病的临床症状表现与大脑发育不全有相似之处，其不同者多属继发病，疗效一般比前者好，处理原则与前者大同小异。

此病中医认为是温热邪毒蒙闭中宫，心阴受有严重损害，直冲犯脑，造成呆痴，语言不清，智力低下，运动障碍，抽搐等。

治疗时重用醒脑熄风，同时要解毒，活血，化痰。赵老常用的经验方如下：

钩藤6克　莲子心5克　紫地丁10克　蝉蜕6克　连翘10克　僵蚕6克　菖蒲6克　红花3克　桃仁3克　全蝎2.4克　地龙6克　熊胆1.5克（分兑）

可以随证加减，如有发热、腹泻、呕吐、痉挛等临时症状，应当急则治标，治疗时切勿拘泥一方一法。

三十三、脑　积　水

脑积水是一种脑脊液循环受到阻碍而产生的疾病。

患儿从出生几个月到几岁不等。临床上成人病例几乎没有。患者囟门不闭，颅顶形成特软，四肢、身体发育不正常，而头围逐渐增大，比相同年龄小儿的头围大得多。

中医称之为“解颅”，认为是先天损伤的症候。症见面色㿠白，身体消瘦，二目多白睛，神态不振等状。

治此病的法则是：温阳补益驱寒。

方选扶元散加减：

人参（或党参）6克　炒白术10克　茯苓12克　熟地12克　黄芪15克　山药10克　当归6克　白芍6克　炙草3克　石菖蒲6克　黄精12克

上方有一定的疗效，赵老在临床上曾用此方治好一些病例。丸药也可采用桂附地黄丸，或九转黄精丸，早晚各服1丸。

三十四、脑囊虫病

本病有谓食猪肉带进包囊虫，入侵到脑而发病。其主要症状为周身皮肤有散在之硬结块，并发抽风，癫痫。

这种病例治疗不多，提供下方供参考。

蛇蜕轧面，成人服1.5克，小儿服0.6克。

苦楝根皮15克　使君子12克　雷丸9克　槟榔12克

煎汤送上药面，连服1至3个月。

经验方选

为了坚决贯彻毛主席“把医疗卫生工作的重点放到农村去”的指示，我们本着简、便、验、廉的精神，通过临床实践的检验，将赵老用过的中成药验方，介绍如下：

清 解 丹

主治：小儿感冒发热，停食停奶，便秘，恶心，头痛咳嗽，惊搐烦急，水痘和风疹等。

功能：解表，清热，止咳，清痰，化滞。

处方：金银花 90 克　蔓荆子 60 克　薄荷 24 克　法夏 30 克　生石膏 150 克　橘红 60 克　浮萍 30 克　生地 90 克　天竹黄 60 克　杏仁 60 克　大黄 90 克　杭菊 90 克

上药共轧细面，兑研冰片 3 克，炼蜜为丸，丸重 3 克。

用法：周岁左右服 1 丸，2 岁以上服 1 丸半，5 岁以上每次服 2 丸，日服 2 次，白开水送下。

除痰化风丹

主治：痰壅咳嗽，烦急，气粗，微热，倦怠，睡眠不安。

功能：豁痰，清热，肃肺，祛风。

处方：天竺黄 30 克　胆星 15 克　僵蚕 15 克　橘红 15 克　法夏 12 克　全蝎 12 克　甘草 6 克　大黄 6 克　寒水石 30 克　朱砂 6 克　冰片 0.6 克　牛黄 0.6 克

上药共研细面，拌匀，炼蜜为丸，每丸重 1.5 克。

用法：1 个月至 3 个月小儿，每服半丸，日服 2 次。

消积健脾片

主治：面黄肌瘦，腹胀烦躁，食欲不振，二便不调。

功能：消积痞，除腹胀，杀虫开胃。

处方：茯苓30克　神曲30克　胡连18克　炒鸡金6克　橘皮18克　莪术15克　桃仁10克　三棱15克　使君子60克　芦荟24克　大黄18克　木香10克

共研极细面，轧成片，每片重0.6克。

用法：1岁内小儿每服1片，日2次；3岁内小儿每服1片半，日2次；5岁上下小儿每服2片，日2次。

肥儿杀虫丸

主治：虫积，面黄消瘦，肚胀腹痛，厌食，大便不调。

功能：杀虫，健脾，增进食欲。

处方：苦楝根皮30克　雷丸15克　鹤虱12克　使君肉30克　槟榔15克　百部12克　花椒10克　乌梅肉12克　胡连10克　大黄12克　神曲10克　鸡内金15克

共研细面，炼蜜为丸，丸重6克。

用法：1岁内小儿每服半丸，日服2次；5岁内小儿每服1丸，日2次；7岁上下小儿每服1丸半，日2次。

清热熄风锭

主治：喘憋气促，痰壅高热，惊厥抽搐。

功能：退热，镇惊，熄风，消炎。

处方：钩藤15克　全蝎20条　僵蚕10克　南星10克　炒山栀6克　橘红6克　麻黄6克　桃仁6克　葶苈子10克　甘草6克　生石膏60克

共研细面，兑麝香1克，牛黄1克，羚羊面1克，冰片1.2克，炼老蜜为丸，丸重1.5克，朱砂为衣，蜡护外。

用法：1岁上下小儿每服1丸，日服2次；3岁上下小儿每服1丸半，日2次；5岁以上小儿每服2丸，日2次。

泻利分解丹

主治：泄泻腹胀，厌食溺少，痢疾便频，口苦肢倦。

功能：分泻，利水，消坠，化滞。

处方：白芍15克　神曲15克　炮姜6克　枳壳10克　焦楂10克　川连3克　槟榔10克　黄芩10克　木香5克　鸡内金10克　当归6克　大黄10克

共研细面，炼蜜为丸，丸重3克。

用法：1岁上下小儿每服半丸，日2次；3岁上下小儿每服1丸，日2、3次；5岁上下小儿每服1丸半，日3次。

慢性哮喘丸

主治：咳喘日久，痰多声吼，气促哮鸣，时轻时重（适用于成人患者）。

功能：清肺，定喘，化痰，利窍。

处方：桑白皮30克　麻黄10克　杏仁12克　法夏12克　白矾6克　干姜6克　甘草6克　细辛3克

上药共研面，水丸，每袋18克。

用法：每服6克，量病轻重，可酌增减。

肃肺鹭咳丸

主治：百日咳痰盛咳呛，气逆鼻衄，呕逆。

功能：清肺，宁嗽，止咳。

处方：百部12克　紫菀10克　杏仁10克　黄芩10克　桑白皮15克　桔梗6克　生石膏30克　白前10克　蒌仁10克　麻黄6克　法夏6克　葶苈子10克

上药共轧细面，炼蜜为丸，每丸重3克。

用法：1岁内每服半丸，日2、3次；3岁至5岁，每服1丸，日2、3次。

肾炎丹一号

主治：急性肾炎，尿少尿赤，浮肿明显，尿内蛋白，血细胞显见。

功能：利尿，消肿。

处方：麻黄30克　生白术45克　泽泻45克　生草15克　生石膏120克　赤小豆30克　茯苓60克　海金砂45克　附片45克　茜草30克　炮姜30克

共轧细面，蜜为丸，丸重10克。

用法：3岁以内小儿每服半丸，日服2次；5岁至10岁，每服1丸，日2次。

肾炎丹二号

主治：慢性肾炎，肾功低下，浮肿时轻时重，尿化验不正常。

功能：理脾温肾，通阳利湿，升清降浊，调整肾功。

处方：党参90克　车前子90克　肉桂60克　黄芪120

克　附子30克　茜草60克　泽泻90克　白术90克　杜仲60克　牛膝60克　防己90克　茯苓90克

共研细面，蜜丸，丸重10克。

用法：5岁内小儿每服半丸，日服2次；10岁内小儿每服1丸，日2次。

肝病复原丹

主治：肝炎缠绵不愈，胸闷腹胀，肝脾肿大，恶心纳差，胁痛。

功能：逐湿化浊，解毒化瘀，消肝脾肿，恢复肝功。

处方：银柴胡60克　川朴60克　木香30克　香附90克　桃仁60克　当归120克　三棱30克　莪术30克　姜黄90克　延胡索60克　红花30克

共轧细面，炼蜜为丸，丸重10克。

用法：青年和成人服用适宜，每服1丸，日服2次。

甲壬金散

主治：小儿高热抽风，谵妄昏迷，咳嗽痰壅，鼻煽气粗，斑疹不透等。

功用：清热解毒，熄风镇惊，化痰止搐。

方药：天竺黄10克　广橘红10克　金银花10克　麻黄6克　桃仁6克　杏仁10克　栀子10克　川连10克　浙贝15克　全蝎10克　羌独活各6克　锦纹30克　赭石10克　朱砂30克

制法：共研极细面，每30克加羚羊角2.4克，犀角面1.5克，牛黄5克，麝香2.4克，珍珠1.8克，琥珀5克，冰片1克。

用法：小儿每服0.3克，日3次。大儿酌加至每服0.4～0.6克。

考虑目前细料药供不应求，可采用壬金散原方，每30克草药面兑：羚羊粉1.5克，水牛角面3克，冰片1克，牛黄3克。

共研匀，应用同前。

痿痹通络丹

主治：风湿痿痹，筋骨诸疾，偏废不用，筋络拘挛，项背强直，行动艰难，体质偏实者，皆可用之。

功用：舒筋活血，疏风通络，通利关节，促进瘫痪恢复。

方药：宣木瓜10克　川牛膝10克　嫩桑枝15克　南红花6克　伸筋草6克　桃仁6克　生侧柏10克　蜈蚣5条　全蝎3克　地龙6克　麝香1克　羌独活各6克　天麻10克　当归10克　川芎10克　青海风藤各6克　麻黄1.5克　杜仲炭10克　丹皮6克　生地12克　广木香1.5克

共研细末，将麝香纳入，炼蜜为丸，丸重3克。

用法：小儿每服1至2丸，白水送下。成人每服2至4丸，黄酒送服。每日服2次。

第二部分　医　　案

一、麻疹合并肺炎（6例）

例一　周女，3岁，病历号：73866。

7日来高热，涕泪皆流，四日来两手颜面现疹点少许，色淡稀疏，同时伴有咳嗽喘憋，声音嘶哑。一日来面色发青，昏沉嗜睡，饮食难进，口干思饮，大便二日未行，小溲短黄。因病重由某医院转我院住院治疗。体温40.3℃，呼吸60次/分，脉搏160次/分，嗜睡，疹点浅淡稀疏，面色青灰不泽，口唇发绀，重度呼吸困难，心音钝弱，两肺啰音，腹稍胀，肝肋下4厘米，剑下4.5厘米，脾肋下1厘米，胸片：两肺中下肺炎性改变。白细胞32 800/立方毫米。咽培养为金黄色葡萄球菌。

诊断：①麻疹；②支气管肺炎；③急性喉炎（轻度）。

证见两脉数急，舌绛苔黄厚，疹隐不透，邪毒闭肺，喘促不宁，毒热攻喉，声嘶如犬吠，恐有热极动风之势。

立法：宣透止喘，清热解毒。

方药：蝉蜕5克　粉葛根6克　荆芥5克　连翘10克　麦冬10克　炒杏仁6克　芦根12克　焦军3克　炙麻黄1.5

克　焦三仙各10克　生草1.5克

甲壬金散0.4克，日服3次。

入院后抽风1次，继而进入昏迷状态。因病情重，先后配合氯霉素、金霉素、强的松、洋地黄毒苷等综合治疗，积极抢救。服上药1剂，次晨热减，心音有力，皮疹增多，肝脾回缩，喘促稍减，口唇仍焦乌。再予清热解毒，生津肃肺之剂。

金银花10克　连翘10克　蝉蜕6克　丹皮5克　生地10克　浙贝10克　花粉10克　桃杏仁各5克　生石膏18克　黄芩6克　甘草3克

甲壬金散0.4克，日服2次。

续服2剂，于住院36小时热退净，呼吸匀，神清寐安，涕泪减少。咳嗽痰浊尚多，两肺啰音减少，肝肋下2.5厘米。舌微红，脉滑数。唇干、口内溃疡，乃胃火上蒸，余热未清之象，予清阳明胃热，化疹后余毒之剂。

肥知母5克　连翘10克　生石膏18克　浙贝10克　桃杏仁各5克　麦冬10克　黄芩6克　川连1.5克　木通5克　生草5克

甲壬金散0.3克，日3次。

药服2剂，诸症均减，提前出院，门诊继续调治。

按：本例合并肺炎、喉炎正值出疹期，所以治疗首重宣透止喘，清热解毒，用葛根、蝉蜕、荆芥之类。宣透有两个目的，一是托毒外出以防内陷；一是宣通肺气以开肺闭。这是赵老在治疗疹前期、出疹期合并肺炎时常用之法，疹出透之后，就要重用清热解毒，生津肃肺，勿再宣透，以防伤津耗液。

例二 潘女，1岁，病历号：97682

高热6日，疹出不透，一日来喘急发憋，声嘶，并见抽风，经外院应用抗生素等治疗无效，而来急诊入院。体温40.1℃，呼吸60次/分，脉搏140次/分，呼吸困难，疹点已部分回靥，两肺啰音密，心音钝，肝肋下3厘米，脾肋下1厘米，胸片有肺炎改变，脑脊液检查正常，两次咽培养均有金黄色葡萄球菌。对多种抗生素耐药。

诊断：①麻疹；②支气管肺炎；③喉炎。

辨证：舌质红、苔黄腻，两脉细数，疹点虽出，毒热尚盛，火极风动，症势凶险。

立法：清热解毒，熄风镇惊。

方药：连翘10克 生地10克 桃杏仁各3克 丹皮5克 金银花10克 全蝎2.4克 钩藤3克 川连1克 浙贝1克 天花粉1克 焦麦芽10克

羚羊角粉0.2克，日服3次。

同时配合西药，曾用红霉素、氯霉素共6天，毛地黄毒甙饱和后予维持量3天，强的松口服4天，并予退热、吸氧、输血、输液等综合治疗。

入院当日抽风不止，高热不降，心率160次/分，肢厥，喘憋，大便不行，苔灰黄而垢，为毒热过盛，热深厥深，肝风内动，加服局方至宝丹1丸。次日好转，热减，抽风已止，纳少，疹点回靥，右上肢出现大量出血性皮疹，舌质仍红，垢苔已减，口干津少，身现白痦，大便已行。脉象缓弱，为温热过盛而致气阴两伤，继以清热解毒，生津滋液之剂。

莲子心3克 竹叶心3克 玄参5克 连翘10克 花粉10克 麦冬10克 生石膏18克 金银花18克 桃杏仁各

3克　炙鳖甲10克　大青叶6克　板蓝根6克

甲壬金散0.6克，日服3次。

当晚体温降至38.4℃，腹胀便秘，口干唇赤舌燥，喘憋虽减，神识仍昏沉，脉弱。予羚羊角粉0.15克，紫雪丹1克，日服4次。并以西药对症治疗和输液。次日病情好转，住院第4日热退，神清喘止，咳声仍哑，心音好，肺内啰音大部消失。涕泪尚少，舌微红无苔，脉缓弱，再予滋阴清热化余毒之剂。

党参6克　南沙参6克　石斛6克　麦冬10克　川贝5克　玄参6克　生地9克　桃杏仁各3克　连翘10克　金银花10克　焦麦芽6克　生草3克

六神丸6粒，日服4次。

住院第六日，稍咳，肺无啰音，余症悉除，出院调养。

按：本例为麻疹收没期合并肺炎、喉炎，乃因疹毒不透，毒热过盛，化火动风，闭塞肺窍。赵老治此重用清热解毒、熄风镇惊之法，药选羚羊角、川连、银翘之类。赵老认为这类病人热毒炽盛，必伤津气。在治疗过程中，务必要生津滋液益气，切勿滥用辛燥。本案一开始就用花粉、生地，后又加用玄参、麦冬、沙参、石斛、党参等，就是根据这个道理。

例三　付女，1岁，病历号：96043。

发热7日，疹出未透，频咳气急，声音嘶哑，饮水即呛，不能进食。一日来昏沉嗜睡，虚弱无力，大便溏薄，日3～4次，小溲短赤，屡治不效。来院时体温不升，神志昏沉，呼吸急促，面色灰暗，四肢厥逆，呼吸80次/分，心率160次/分，重度发绀，皮疹稀疏暗淡，两肺布满啰音，心音钝弱，肝肋下3厘米，胸片有肺炎改变，血红蛋白8克%，红细胞375万/立方毫米。咽培养及血培养均有金黄色葡萄球菌生长，对各种抗生素耐药。舌质光赤有刺，两脉沉细而弱。

诊断：①麻疹；②支气管肺炎，喉炎；③金黄色葡萄球菌败血症；④营养不良Ⅲ度，营养不良性贫血。

证属正气不足，疹出未透，毒热内陷，阴津大耗，正虚邪实之险证。

立法：清肺利咽，滋阴熄风。

方药：川贝5克　大麦冬10克　黄芩5克　党参6克　生杭芍6克　连翘10克　桃杏仁各6克　炙桑皮6克　生草3克　焦麦芽6克

羚羊角粉0.2克，日服3次。

同时配合西药进行抢救，先后曾用氯霉素3天，红霉素4天，洋地黄毒苷饱和后，予维持量4天，强的松4天，以及吸氧、退热、输液等治疗。

服药4剂，一般状况稍趋平稳，体温波动不降，仍口干思饮，饮水即呛，涕泪俱少，喘憋青紫。是毒热尚炽，阴津未复之象。再予生津救液之剂挽救之。

大麦冬10克　鲜生地10克　射干6克　浙贝10克　花粉10克　桃杏仁各6克　煅牡蛎6克　金银花10克　黄芩6克　生草3克

羚羊粉0.2克，六神丸6粒，日服3次。

又服4剂，诸证渐有好转，至住院第10日，体温渐降，低热波动，饮食已不呛，声哑大减，夜眠安宁，已无咳憋青紫，神清自若，大便调，小溲稍黄，心音有力，肺内啰音减少，病情显著好转，苔薄微黄，脉沉细尚弱，继服养阴生津、清肺之剂。

煅牡蛎10克　生杭芍6克　大麦冬10克　南沙参6克

肥知母5克 川贝5克 炒杏仁5克 杷叶10克 焦麦芽10克 嫩青蒿6克 阿胶珠6克

服药四剂，精神食欲正常，咳嗽减轻，痰少，啼声清亮，肺无啰音，大小便正常。诸证显著好转，唯低热不净。舌淡赤无苔，脉细数，余热未净，继予清余热，滋阴善后之剂调理。

石斛6克 党参6克 炙鳖甲10克 青蒿10克 细生地10克 杭芍6克 煅牡蛎10克 玄参10克 连心麦冬10克 阿胶珠6克 白茅根10克

住院17日，各项检查已正常，乃出院调养。

按：患儿体质素弱，正气不足，不能托毒外出，疹毒内陷，耗伤阴津，大有内闭外脱气阴两竭之势。来院时体温不升，神志昏沉，颜面灰暗，四肢厥逆，皮肤疹点稀疏暗淡，两肺满布啰音。在抢救时，应首先考虑“留人治病”。用党参、麦冬、杭芍，生脉散之法，益气生津固脱，以扶正透疹。如果正气恢复，毒热偏盛，津液受伤，治疗又得随证处理，所以本案后来去党参、杭芍，继用羚羊角，加用生地、花粉、金银花、黄芩。

例四 孟某，男，2岁，病历号：96871。

4日来身热不解，疹出稀疏，喘咳不已，呕逆拒食，烦急不安，大便粘滞，尿少色黄，时有腹痛，就诊时体温39.3℃，脉搏160次/分，营养发育欠佳，呼吸困难，口鼻发青，周身皮疹暗紫，两目俱赤，两肺满布湿啰音，心音钝，肝肋下2厘米，胸片有肺炎改变，白细胞8 100/立方毫米，咽培养金黄色葡萄球菌，对多种抗生素耐药。舌质赤、苔薄白微黄，两脉滑数，声高息急，痰声漉漉，为疹毒闭肺。

立法：宣透解毒，肃肺止喘。

方药：金银花10克　连翘10克　芥穗5克　蝉蜕5克　麻黄1.8克　杏仁5克　生石膏18克　生草1.5克　芦根15克

甲壬金散0.4克，日服4次。

同时配合西药治疗，土霉素口服9天，毛地黄毒甙饱和量后，又予维持量2天，以及输液、降温、吸氧等治疗。

服上药1剂，身热大减，尚多烦急，口干舌绛，脉数急，大便未行，疹毒壅郁肺络，热势稍减而阴津初伤，继予清金肃肺，生津导滞治之。

金银花10克　花粉10克　浙贝10克　生石膏24克　桃杏仁各5克　连翘10克　生地10克　黄芩6克　焦军5克　蝉蜕5克

甲壬金散0.4克，日服3次。

次日体温降至37.3℃，两肺啰音减少，诸症大减，咳声稍哑，原方加减调治，住院第8日肺内啰音消失，心肺正常，第13日出院调养。

按：此例麻疹出疹期合并肺炎，先用宣透止喘法为主，方选银翘散、麻杏石甘汤加减治疗；继用清金生津肃肺之法而获满意疗效。

例五　保男，4岁，病历号：97869。

身热5天，咳嗽多涕，3日来周身见疹点，咳嗽加剧，神识困倦多眠，厌食思饮，时时作呕，大便略溏，小溲短。住院时体温39℃，疹点散在，稀疏不泽，呼吸急促，两肺少许湿啰音，心腹正常。胸片有肺炎改变，白细胞计数16 400/立方毫米。

诊断：①麻疹（发疹期）；②支气管肺炎（单纯型）。

辨证：面色暗黄，唇干齿燥，喉音嘶哑，疹粒稀疏，部分回靥，舌绛少津无苔，两脉细数，证乃疹出未透，冒风回靥过紧因之内陷，毒热内郁肺胃，伤津夺液之候。

立法：清热生津，解毒肃肺。

方药：鲜竹叶20片　生石膏30克　天冬6克　生草5克　生地10克　知母6克　川贝5克　黄芩10克　芦根15克　花粉10克　金银花10克　连翘10克

紫雪丹1.5克，日服3次。

治疗经过：服药2剂，体温已趋正常，热退津生，诸症大减，二便通畅，舌质微赤润而无苔，脉象细数，再予原方化裁，以清余热。

方药：南沙参10克　天冬10克　生草5克　川浙贝各5克　黄芩6克　冬桑叶10克　芦根10克　炒杏仁6克

再服3剂，住院6天，病愈出院。

按：疹毒正出未透，热盛阴伤，自宜护阴救液为当务之急，并应佐以宣透清热方能收效。本案疹粒稀疏，部分回靥，舌绛津少无苔，均属疹毒未从肌表透达，消烁津液，毒热内郁之象。采用清热肃肺而兼解毒生津，加用紫雪开窍驱邪咸寒解热，两剂后热退津生，再以滋润肺阴，兼化余邪而获痊愈。

例六　张女，2岁，病历号：96624。

高热4日，疹出不透，咳嗽多涕，一日来热增，神昏，喘憋不已，厌食吐蛔，夜间双目上吊，抽风不止而急诊入院。体温40.2℃，脉搏160次/分，呼吸60次/分，重度呼吸困难，面唇青紫，皮疹稀疏，肺呼吸音粗，心音钝弱，肝肋下2厘米，胸片有肺炎改变。咽培养阴性。白细胞2 400/立方毫米。二氧化碳结合力

25.2体积%，唇焦，口干、无津。舌质绛、苔老黄微黑，脉象沉伏。

诊断：①麻疹；②支气管肺炎；③脱水酸中毒；④营养不良Ⅰ°—Ⅱ°。

证属疹出未透，毒热内陷，火极劫阴，逆传厥阴而动风。

立法：救阴熄风，清热解毒。

方药：大生地10克　玄参6克　金银花10克　连翘10克　桃杏仁各5克　生石膏24克　浙贝10克　黄芩6克　花粉10克　生草5克　川连1.5克

甲壬金散0.6克，日服3次。

中西医结合进行抢救，口服金霉素治疗10天，毛地黄毒甙给饱和量后，又予维持量3天并加用镇静剂及输液吸氧等对症治疗。当日病情稍趋好转。次晨面色转红，呼吸渐匀，热度下降，神清，纳少，舌质仍绛，有溃烂，脉象沉实而数，继予清热解毒、生津利咽之剂。

连翘10克　浙贝10克　桃杏仁各5克　生石膏24克　紫地丁6克　花粉10克　焦麦芽10克　川连1.5克　金银花10克　生草5克　射干6克

甲壬金散0.4克，日服3次。

次日身热已解，饮食如常，喘止咳轻，声音尚哑，病情明显好转。苔薄黄，脉细缓，原方加减，住院10日，病愈出院。

按：本例疹出不透，毒热深陷，内闭肺窍，逆传厥阴，因之四肢抽动不止，两目上窜。疹毒化火，窜扰肝经，痉厥抽动，火极劫阴之象。治以清热解毒，救阴熄风。配合西药抢救，病情始好转。但阳明胃热仍炽，舌质尚绛，而有溃烂，故以解毒清热，养阴生津，终致化险为夷。

二、水痘（1例）

郝女，8月，病历号：99995。

周身见痘已四日，高热不退，一日来抽风1次，嗜睡神倦，饮食不进，咳嗽流涕，大便溏薄，日3～4次，小溲短黄，舌赤无苔，脉数有力，诊为水痘。

证属湿毒夹表，火极风动。

立法：清热解毒，佐以解表。

方药：公英6克　金银花10克　浙贝10克　桃杏仁各3克　紫地丁6克　连翘10克　黄芩5克　鲜芦根10克　薄荷2.4克　炒栀衣3克

甲壬金散0.4克，日服2次。

服药1剂，午后有热，烦急但未抽搐，次晨体温降至36℃，烦躁减轻，精神转佳，下肢痘粒增多，部分回靥。舌质略赤、无苔，两脉滑数。毒势稍降，余热未尽。仍予原方去薄荷，加大青叶6克，继服2剂。水痘大部结痂，余症悉无，大便尚未成形，继予清热调胃之剂调理。

按：本案主要病因是湿毒内蕴，夹有外邪，重于一般。采用蒲公英、金银花、地丁、连翘等，解毒清热。浙贝、杏仁、黄芩、栀子，肃肺清金。桃仁、芦根、薄荷活血解表，促使内潜湿毒，多从汗下排解。

三、流行性感冒（1例）

刘男，3岁，病历号：86296。

正值流感流行，昨天突然高热，今晨体温仍39.2℃，咳嗽声浊，舌质红，脉浮数。血象：白细胞计数6 500/立方毫米，中性粒细胞46%，淋巴细胞52%，嗜酸性粒细胞2%。诊为流行性感冒。证属风温袭表，郁于腠理。治以宣散解表，清热之剂。

荆芥穗6克　薄荷2.4克　金银花10克　苏叶5克　蔓荆子6克　连翘10克　炒杏仁5克　瓜蒌10克　芦根12克　浮萍2.4克

紫雪丹1.2克，日服3次。

服药两剂，体温正常，余邪未净，偶有咳嗽，脉缓，咽红，继予清肺利咽，化余热之剂调理之。

菊花10克　荆芥穗5克　瓜蒌10克　炒杏仁5克　黄芩6克　连翘10克　蔓荆子6克　炒栀仁5克　鲜生地12克　麦冬10克　生草3克

2剂即愈。

按：突发高热，咳嗽声浊，脉象浮数，舌质红。考虑高热突发，为表邪引起，但有咳嗽声浊，显系肺络郁阻。中医认为皮毛者，肺之合也。风温上受，首先犯肺，因之咳嗽声浊，治以宣散解表，自属正法；但舌质红，脉现浮数，为热邪内潜，所以治此非加用清热之剂不能速效。赵老选用紫雪丹，他认为紫雪丹泻火解毒、芳香逐秽，既可清解五脏六腑之热邪，又可逐经络之秽浊，防热毒内陷，配合解表宣散法能够迅速退高热，这是赵老治疗流感和其他发热性疾病的宝贵经验。

四、脊髓灰质炎（9例）

例一　裴女，2岁，病历号：62505。

10日前高热，连续3日，热退后卧床不起，左腿瘫痪不能活动，曾住某传染病院4日，确诊为脊髓灰质炎。转诊来我院。

辨证：面赤唇红，舌赤有刺，无垢苔，两脉微数，乃温热内潜，灼伤经络。

立法：清热解毒，通经活络。

方药：银花藤10克　连翘10克　薄荷3克　甘草5克　生石膏18克　黄芩6克　钩藤10克　防风5克　桑枝6克　南红花5克　地龙3克　僵蚕6克　桃仁3克

局方至宝丹，半丸，日服2次。

治疗经过：服药2剂，左腿肌力增加，可以独自站立，并能扶行数步，舌绛唇红已减，脉象沉数，继予熄风活络，通利关节之剂。

金银花10克　连翘6克　钩藤3克　嫩桑枝10克　独活5克　当归6克　生石膏15克　僵蚕6克　南红花3克　桃仁5克　川牛膝6克　橘络5克

局方至宝丹，半丸，日服2次。

就诊第8日，已可独自行走，再宗原意化裁调治：

桑寄生10克　独活3克　僵蚕6克　桃仁3克　干地黄10克　川牛膝10克　南红花3克　地龙5克　橘络6克　金银藤10克　炒杏仁3克　焦军3克

调治半月，已可玩耍自如，一月后下肢完全恢复而病愈。

按：本案诊断明确。病已10日，左腿瘫痪，服用中药后，逐步恢复。由卧床不起，至独自行走，只用了8天，且无后遗症。疗效是肯定的。赵老在明确此病是病毒感染的基础上，运用温病学的理论指导治疗，一开始重用清热解毒、通经活络之剂，并加用局方至宝丹。

赵老认为局方至宝丹醒神开窍，逐秽解毒，可能有排除脊髓灰质炎病毒，恢复神经功能的作用，早期使用可以提高疗效，减少后遗症，超过40天就不要用了。如无此药，可用化风锭、甲壬金散等代替。

例二 力男，1岁半，病历号：81174。

3周前，高热7日，继而两腿瘫痪，不能站立行走，口眼右斜，左目难闭，曾经多种西药及针灸治疗不效，转诊来我院。当时检查两腿瘫痪，左下肢尤甚，伴有左侧面神经麻痹。

诊断：脊髓灰质炎。

辨证：舌无垢苔，脉象细数，指纹淡紫，证属湿热内潜，灼伤宗筋，经络郁阻，以致口眼歪斜，下肢痿弱。

立法：驱风活络，清热凉血。

方药：嫩桑枝10克　独活5克　地龙5克　生地10克　金银藤6克　南红花3克　生侧柏6克　秦艽5克　桃仁5克　川牛膝10克　川续断5克　焦麦芽10克

定搐化风锭1丸，日服3次。

治疗经过：服药3剂，口眼歪斜减轻，下肢肌力增加，可以扶持站立，原方化裁，改化风锭为局方至宝丹三分之一丸，日服3次。又进3剂后，已可扶行数步，再服6剂，口眼歪斜消失，右腿肌力明显增加，左侧尚差，可以扶行，但尚不能独自行走。继予熄风活络，利关节之剂，以善其后。

方药：宣木瓜10克　地龙5克　川牛膝6克　川续断6克　南红花3克　全蝎2.4克　生地10克　当归6克　伸筋草10克　秦艽5克　防风3克　桃仁6克

定搐化风锭1丸，日服2次。

按：本案瘫痪范围较为广泛，首用驱风活络、清热凉血之剂，继而又加用局方至宝丹、化风锭芳香逐秽之品。使患儿病情明显好转，免于下肢全瘫的危险。所以在早期的小儿麻痹症，如能治疗得当，可以避免长年累月的慢性痛苦。

例三 周女，1岁半，病历号：27995。

4日来壮热多汗，下肢疼痛过敏，日来两下肢瘫痪不能活动，来院时两下肢无自主运动，腱反射消失，脑脊液化验：蛋白（++），糖五管阳性，细胞16个/立方毫米。

诊断：脊髓灰质炎。

辨证：舌苔略黄，脉沉数，指纹紫滞，乃表邪入里，内潜宗筋，灼伤经络。

立法：清热解表，活络行瘀。

方药：地龙5克 天麻2.4克 鲜生地10克 桃仁泥3克 川牛膝6克 麻黄1.2克 生石膏12克 金银花6克 南红花2.4克

定搐化风锭1丸，日服3次。

治疗经过：服药6剂，瘫痪稍有进步，烦急不思饮食，指纹隐紫，内热尤盛，仍宗原方化裁。

地龙5克 桑枝10克 清水蝎2.4克 鲜生地10克 僵蚕5克 麻黄1.2克 生石膏15克 桃仁泥5克 南红花3克 焦军5克 川牛膝6克 生草3克

甲壬金散0.6克，日服2次。

又服4剂，显有成效，右下肢运动功能大增，已可站立扶持行走，原方化裁10余日后，已可独自行走，步态稍差，继予善后调理。

桑寄生10克 独活3克 炒杜仲6克 防风3克 秦

艽5克　桃仁泥3克　清水蝎1.5克　地龙3克　当归5克　生地10克　川牛膝10克　炮姜3克

一月后复诊，诸症显著好转，步态稳健，惜未坚持治疗，一年后复查，肌肉发育稍差。

按：本例用清热解表，活络行瘀法并加用化风锭、甲壬金散治疗而获效。患儿家长曾于1958年12月26日在人民日报登文，“孩子又会走了”。感谢党的中医政策，亲身体会了中医中药治疗的确实作用。

例四　马女，3岁，病历号：32533。

6日来周身疼痛，一日来左下肢瘫痪，不能行走，饮食尚可，二便如常，来院时左下肢弛缓性瘫痪，脑脊液：蛋白（+），糖五管阳性，细胞数18个/立方毫米。

诊断：脊髓灰质炎。

辨证：舌苔白薄，脉滑，风邪郁阻经络，与气血相搏，乃致下肢瘫痪失用。

立法：活血熄风，通经活络。

方药：羌独活各3克　桑寄生10克　川牛膝10克　秦艽6克　桃仁泥5克　大生地10克　金银藤10克　宣木瓜6克　清水蝎1.5克　地龙5克　天麻3克　炮姜3克

定搐化风锭1丸，日服3次。

治疗经过：服药3剂，身痛已止，并可下地行走，步态欠稳，原方加减。

独活5克　桑寄生10克　秦艽6克　川牛膝10克　桃仁泥5克　宣木瓜10克　清水蝎1.5克　生侧柏6克　地龙5克　天麻3克　炮姜3克　灯心1.5克

定搐化风锭1丸，日服2次。

再服3剂后，肌力恢复，步态稳健，跑跳自如。

按：此病多在夏秋季节发生，所以往往是根据温病学说的理论进行辨证施治。不过在阶段上有卫气营血之分，在病因上则有风、寒、暑、湿，偏盛之辨，必须细心审察，方能提高疗效。

例五 袁男，病历号：126425。

半月前始发高热，继而出现右下肢不用，不会站，曾去某医院诊断为小儿麻痹。经治疗热虽退，但左下肢发现不用，颈项强直。5 天后，请赵老医生会诊。用祛风活络，活血舒筋，佐以局方至宝丹，以清热解毒，芳香逐秽。

乌梢蛇 3 克 独活 6 克 全蝎 3 克 僵蚕 6 克 桑枝 10 克 地龙 6 克 南红花 5 克 桃仁 3 克 川牛膝 10 克 川断 6 克 秦艽 5 克 生侧柏 6 克

局方至宝丹，每服 1/3 丸，日服 3 次。

上方加减共进 11 剂后，颈项已灵活，两下肢较前有进步，可以活动，并可自动翻身，但仍不能坐和站立，食纳、精神、二便均正常，舌质边赤，脉沉细数。证属热毒尚盛，经络余邪未清。再拟前法化裁：

桑寄生 10 克 独活 3 克 川牛膝 6 克 伸筋草 10 克 生侧柏 6 克 川断 6 克 南红花 3 克 桃仁 3 克 木瓜 5 克 僵蚕 6 克 全蝎 3 克 防风 3 克

化风锭，每服 1 丸，日 3 次。

5 天后症状明显进步，颈项强直已消除，两下肢活动自如，扶物已能站立，已能坐。舌无苔，脉沉缓。再拟前法加减，前方去独活、防风，加地龙 6 克，丝瓜络 6 克，又治 21 天，症状基本痊愈。再予痿痹通络丹和加味金刚丸继服以巩固疗效。

按：该例疗效较显著。一因病在初期，邪未深入；

一因用药得法，早期祛风通络，活血舒筋，佐以清热解毒，芳香逐秽等品。后期则用强筋壮骨之加味金刚丸和痿痹通络丹巩固疗效。

例六 施女，1岁6月，病历号：66725。

5天前开始发热达38.2℃，次日发现右腿走路跛行，活动失灵，继而病情加重，不能走路，活动障碍，筋肉松弛，舌苔中心黄腻，脉象沉数，诊为急性脊髓灰质炎。证系温热内灼宗筋，经络郁阻，致下肢痿弱，活动失灵。

立法：祛风通络，活血舒筋，佐以清热解毒。

方药：独活6克 防风2.4克 僵蚕6克 全蝎2.4克 地龙5克 桑寄生10克 红花3克 桃仁2.4克 木瓜10克 牛膝10克 生地10克 金银花10克

甲壬金散0.4克，日服2次。

上方化裁服5剂后，体温正常，左腿已能行走，因膝关节尚不灵活，在走路时还不正常，精神饮食均佳，脉沉缓，前方加减继服。

桑寄生10克 僵蚕5克 独活3克 红花3克 牛膝10克 桃仁3克 生地10克 地龙5克 伸筋草6克 木瓜6克 银花藤10克 秦艽5克

化风锭，1丸，日服2次。

上方又进3剂，患儿走路已正常，但稍有不稳，再拟丸剂舒筋活络，通利关节，巩固疗效。

痿痹通络丹，每服1丸，日服2次。

按：小儿麻痹早期患儿，多属于温邪郁阻经络，气血凝滞之候，采用祛风通络、清热解毒、活血舒筋之法，乃为正法。

例七 冯男，7月，病历号：83173。

身热多汗四日不解，烦急不安，厌食欲呕，夜寐不宁，右腿瘫痪不能行动，大便干，日一次，小溲黄，来院时体温38.6℃。

诊断：脊髓灰质炎。

辨证：舌苔黄腻，指纹淡紫，温热内潜，灼伤宗筋之候。

立法：清里解表，舒筋活络，逐秽解毒。

方药：葛根6克　黄芩6克　川连3克　白芍5克　木瓜6克　全蝎1.5克　伸筋草10克　橘络5克　半夏5克　陈皮3克　神曲10克　麦芽10克　红花2.4克　牛膝6克

治疗经过：药进5剂，并服局方至宝丹1丸，身热稍解，右下肢瘫痪如故，精神萎靡，大便频泻，舌无垢苔，指纹淡紫，乃继用祛风活络化瘀，佐以芳香化浊之剂。

嫩桑枝10克　独活3克　伸筋草6克　川牛膝6克　全蝎2.4克　宣木瓜6克　南红花3克　六一散10克　香薷5克　金银花6克　橘络3克

局方至宝丹，1/3丸，日服2次。

药进3剂，身热已解，下肢肌力增加，可以扶立片刻，再投3剂，自能翻身，站立较稳，精神、食纳转佳。舌净，指纹淡，仍宗原意化裁。

橘络3克　南红花6克　宣木瓜6克　生侧柏6克　川牛膝6克　金银花6克　桑枝10克　伸筋草6克　全蝎2.4克　防风2.4克　车前草5克

化风锭，每服2/3丸，日服3次。

又服3剂，已可独自站立，瘫痪显著恢复，乃予原方善后处理。

按：本案首先用清里解表，舒筋活络，逐秽解毒法，继用活络逐风化瘀佐以芳香化浊剂后，收效颇速。说明早期用清热解毒、逐秽祛风、活络化瘀的治法，对于小儿麻痹引起瘫痪的恢复，是很有帮助的。

例八 徐男，1岁，病历号：83562。

右腿瘫痪两月余，不能翻身，不能站立。屡经治疗未能恢复。来诊时患儿右腿弛缓性瘫痪，膝腱反射消失。

诊断：脊髓灰质炎后遗症。

辨证：舌苔白薄，脉沉细数，热伤经络，关节不利。

立法：清热活血，通络利关节。

方药：伸筋草6克 生侧柏6克 川牛膝6克 南红花3克 宣木瓜6克 桃仁泥3克 当归5克 金银藤10克 桑寄生10克 独活3克 防风3克

定搐化风锭，每服1丸，日服3次。

治疗经过：服药3剂，可以翻身，扶物可立，再进3剂，可以扶持行走，继予原方化裁并加味金刚丸调治常服。

按：脊髓灰质炎后遗症的辨证和治疗与急性期见麻痹之正实邪实者有所不同。凡急性期挟外邪，多有壮热神倦、呃逆烦急、夜寐不安等表现，要重用清热解毒和芳香化秽驱邪之品；而后遗症多属邪毒入络，气血阻滞，治疗上则应缓调，以祛风通络，活血化瘀法为主。如本例所用方药，其中南红花、桃仁、当归必不可少。

例九 邱男，7岁，病历号：63116。

两年前患脊髓灰质炎，结果造成腰以下，两髋、两膝及小腿均瘫痪。卧床不能翻身。不能坐立，腰肌无力，脊柱侧弯，小腿肌肉萎缩，屡经多方求治，两年余迄无好转，乃转诊来院。

诊断：脊髓灰质炎后遗症。

辨证：舌洁脉缓，乃风热注于经络，久痿失用。

治疗经过：住院后始用大补气血、舒筋活络之剂，调治半月余，无好转，改由赵老医治。脉舌合参，乃经络、关节之余毒未清，用下方：

桑寄生12克　生石膏30克　伸筋草10克　生地12克　当归6克　川牛膝10克　知母6克　金银藤12克　南红花3克　焦军5克　生侧柏6克　木通6克

紫雪0.6克，日服3次。

服药3剂，腰肌较前有力，可以挺坐，7剂后可以翻身，爬行。原方化裁并配合针灸，封闭，按摩及加兰他敏等西药综合治疗。两月后，改投强筋健骨补益之剂。

炒杜仲12克　生侧柏9克　川牛膝9克　菟丝子6克　巴戟天6克　肉苁蓉10克　当归6克　生熟地各6克　秦艽6克　独活5克　桑寄生12克　炮姜3克

半月后双膝及小腿肌力增加，可以独立蹲于地上，可以上下床。继续内服强筋健骨之剂。外用虎骨膏贴于髋部，又10余日后，可于蹲地横行数十步，再10余日可以扶床起立，并扶行数步，肌力显著增加，乃出院继续调治。

按：本例病情复杂，瘫痪范围广，时间长，实属难治之症。赵老根据脉舌断其余热未清，先用生地、知母、金银藤、生石膏等清热；继用杜仲、巴戟天、肉苁蓉、当归、牛膝等补肾强筋骨、养血活络之剂而获显效。

五、流行性乙型脑炎（2例）

例一 王男，4月，病历号：28302。

3日来高热，汗出不解，烦啼不安，惊惕抖动，厌奶呕吐，来诊时体温38.2℃，神志尚清，心肺腹未见异常。颈软，克匿格氏征（+），无其他病理反射。脑脊液检查：蛋白（++++），糖五管阳性，细胞数431个/立方毫米，单核细胞25%，多核细胞75%。舌质稍绛、苔薄白，指纹紫隐至气关。诊为流行性乙型脑炎。

证属暑温外感，犯卫入营，有逆传心包之势。

立法：辛凉解表，清暑泻热。

方药：金银花6克　连翘6克　鲜石斛10克　朱寸冬6克　香薷6克　薄荷1.5克　黄连1.5克　焦麦芽6克　炒枳壳5克　鲜荷叶6克　安宫牛黄散0.6克，日服2次。

服药1剂，体温降至37.8℃，仍有恶心、腹泻，出现上肢抽搐，表证稍解，里热尚炽，肝风内动。继予辛凉透邪，佐以祛风芳化之剂。原方去鲜石斛、寸冬、香薷、黄连、麦芽、枳壳，加鲜藿佩各6克，钩藤6克，僵蚕5克，芦根12克，淡豉5克，蝉蜕3克。

继服安宫牛黄散，并加服止痉散0.6克，1次服下。

当日热退，未再抽搐，二便自调，精神、食欲均好。暑邪已解，余热未尽，仍予原方加减调治，住院五日，痊愈出院。

按：本案为暑温毒热扰及阳明，直逼厥阴之象。治以辛凉解表，清暑泻热，佐以熄风芳香化浊之剂。服药后，发热渐退，抽搐即止，五日即愈。这说明药如对症，病即逐步好转；药不对症，病势可逐渐扩大。

例二 王女，3 岁，病历号：17797。

壮热 3 日，面赤气粗，体温达 40℃，嗜睡，腹胀不适，大便干，小溲黄，项部强直，有病理反射，脑脊液化验：蛋白（＋＋），糖 1～4 管阳性，细胞数 430 个/立方毫米，单核细胞 15%，多核细胞 85%，白细胞计数 23 350/立方毫米。

诊断：流行性乙型脑炎。

辨证：壮热无汗，口干思饮，面赤气粗，两脉数急，舌苔黄腻，为暑温犯卫，气分热盛，有逆传心包之虑。

立法：辛凉透邪，佐以芳化开窍。

方药：生石膏 30 克 知母 5 克 粳米 10 克 甘草 5 克 金银花 15 克 连翘 15 克 鲜藿佩各 12 克 芦根 15 克 薄荷 3 克 玄参 6 克 淡豆豉 6 克 竹叶 10 克

安宫牛黄丸，每服半丸，日服 2 次。

治疗经过：药尽 1 剂，微汗出，身热初减，夜寐安宁，次日下午体温 38.8℃，神识仍倦，下泻 2 次，面有赤斑出现，乃于原方去知母，加川连 3 克，赤芍 6 克，广角 5 克，以清血分之热。两日后，体温降至正常，饮食尚差，精神不振，腹泻便溏，舌苔黄，脉缓数。病暑温渐解，余焰未尽，继予养阴清热解毒之剂以善其后。

方药：生石膏 30 克 怀山药 24 克 甘草 5 克 竹叶 6 克 麦冬 10 克 野台参 12 克 川连 3 克 杭芍 6 克 金银花 12 克 连翘 12 克 生赭石 10 克 鲜菖蒲 6 克

住院 10 日，诸症悉无，脑脊液化验正常，乃病愈出院。

按：暑温发热不解，口干多渴，面赤气粗，昏沉嗜睡，脉象数急，舌色黄垢，乃暑邪湿热蕴蒸阳明，漫布三焦，直逼包络之险证。治以辛凉透邪，佐以芳香开窍，理应汗出热减，而神明自清。但本案服药后颜面有赤斑出现，乃暑温余邪窜扰营血之象。加用广角、赤芍清营凉血以化余毒，此后即着重清热养阴善后调治，终于病愈出院，且无后遗症发生。

六、感染性多发性神经根炎（1例）

梁女，3岁半，病历号：198876。

1975年10月8日初诊，发病时间和原因不详，渐进发展，从走路摔跤到不能站立，乃致上肢不能抬举，不能坐，约一个月的时间。在某医院诊断为感染性多发性神经根炎，经治疗效不显。脉缓数，舌无垢苔。此风邪客于经络筋骨，治重熄风舒络，强壮筋骨，佐活血之品。

方药：伸筋草10克　天麻5克　僵蚕6克　生侧柏10克　南红花3克　川牛膝10克　川断6克　秦艽6克　防风5克　钩藤5克　生地10克　金银藤10克

定搐化风锭10丸，每服1丸，日服2次。

二诊：服上方6剂，四肢已能活动，可以坐，但不能站立，上肢不能抬举。脉缓数，舌质正常、苔薄白，仍守上法。

钩藤10克　南红花3克　桃仁5克　川断10克　全蝎3克　乌梢蛇6克　僵蚕6克　伸筋草10克　当归6克　络石藤10克　生侧柏10克　南星5克　地龙6克

三诊：两上肢已能抬举到头部，两下肢可以自动行走，但尚不能持久，脉沉缓，无垢苔，风邪渐除，正气未复，应加重补气活血、强壮筋骨之品，以巩固疗效。

黄芪10克　当归6克　川断10克　川牛膝6克　伸筋草10克　钩藤5克　僵蚕6克　全蝎3克　地龙6克　桃仁5克　红花3克　侧柏6克　南星5克

到1975年12月2日，患儿四肢活动良好，行动如常，达到临床痊愈。

按：赵老治疗此类疾病多从风论治，善用僵蚕、全蝎、地龙、乌梢蛇等搜风及天麻、钩藤等熄风之品，同时配合活血法，消除风邪。另外，赵老也十分注意正邪的消长，开始有邪的情况下以祛邪为主；待邪除正未复时不失时机转用补正，使身体很快得到恢复，本案就是恰当使用祛邪、扶正两法的例证。

七、传染性肝炎（1例）

农某，女，6岁，病历号：52520。

10余天来精神倦怠，饮食欠佳，4天来身热不解，头痛厌食，恶心欲吐，嗅油腥炙烩之品尤甚，胃脘不适，大便白如陶土，小溲深黄，一天来两目及周身黄染，时有痒感，住院时体温正常。周身皮肤及巩膜黄染，皮肤散在丘疹及搔痕，心肺正常，腹软，肝于肋下0.5厘米，脾未触及。化验：GOT 206，GPT 366，凡登白直接迟缓，麝絮15单位，麝浊（+++），脑絮（++），黄疸指数20单位，脉滑，舌淡苔腻，诊为急性黄疸型传染性肝炎，证属湿热蕴郁中焦，发为阳黄。

立法：清热利湿。

方药：茵陈10克　栀子6克　大黄6克　黄柏6克　郁金6克　砂仁2.4克　滑石12克　苡仁10克　青皮6克　川朴5克　炒三仙各10克

服药3剂后湿热渐衰，皮肤黄疸消失，唯目珠尚有微黄，余症大减，上方去大黄又进3剂，巩膜黄染亦退，精神食欲大增，腹无不适，二便如常，湿热已去其大半，再予调理之剂。

茵陈10克　黄柏5克　桃仁3克　炒鸡金10克　生地10克　滑石10克　焦三仙各10克　焦军3克

服药3剂，诸症悉无。复查，体检、肝功能化验均正常，病愈出院。

按：急性传染性肝炎，中医称之为黄疸（属于阳黄）。黄乃症状，疸乃病名。大多因于饮食不洁，湿热熏蒸，症现厌食油腥，脘腹不适，大便色白，皮肤黄染。治以茵陈蒿汤加味，疗效尚稳妥。本例采用清热利湿、调气化滞，黄疸顺利消退，食欲好转，又继服数剂，终至痊愈出院。

八、猩红热（2例）

例一　陶男，11岁，病历号：31979。

一日来高热，头晕、咽痛、恶心、呕吐、胸背见疹，猩红弥漫，神倦思寐，饮食少进，体温38.5℃，咽部红肿疼痛，有白色渗出物，心肺腹未见异常，舌苔黄厚而腻，两脉滑数，诊为猩红热。证属瘟毒入里，风温夹毒，瘟毒上攻，而致咽喉红肿，血分郁热，热邪外出肌表，故发斑疹。

立法：清热解毒透疹。

方药：杭菊10克　钩藤10克　桔梗6克　甘草10克　粉丹皮5克　淡竹叶10克　寸冬6克　蝉蜕6克　芦根15克　竹茹10克　生石膏24克　姜黄连3克

锡类散吹喉及六神丸5粒含服，每日3次。

药服1剂壮热初解，皮疹密布周身，舌中心苔黄腻，脉洪数。斑毒外达，继予清解温毒，透斑利咽之剂。

金银花10克　连翘6克　大青叶6克　浙贝10克　玄参6克　鲜石斛10克　金果榄6克　寸冬10克　黄芩6克　粉丹皮5克　桃仁5克　蝉蜕5克　芦根12克

紫雪丹1.2克，日服2次。

继服2剂，体温正常，斑毒已透，部分回靥，咽喉红肿大减，舌苔消退，脉缓，再予清解余毒，利咽生津之剂。

金银花12克　大青叶6克　蝉蜕6克　杭菊10克　鲜石斛10克　浙贝6克　玄参6克　连翘6克　焦军5克　马勃5克　大生地10克　金果榄10克　竹叶3克

六神丸10粒含服，日2次。

又2剂，毒清热解，身无不适。

按：猩红热乃祖国医学中“烂喉痧”，为温邪疫疠，郁而化火，熏蒸肺胃，伤津劫液，上攻咽喉，红肿溃烂。肺主皮毛，胃主肌肉，邪留肌肤之间，内传营血，发为斑疹。治疗以清营泻热，解毒养阴为主，佐以透疹利咽为原则。不可一味宣透，否则毒热蒸腾，上攻咽喉，使其肿烂加剧。

本方内采用金银花、大青叶、连翘、丹皮用以清营解毒；玄参、浙贝、石斛、麦冬用以养阴泻热；蝉蜕、黄芩、桃仁、芦根、金果榄用以活血、透疹，以利咽喉。自能痧透热减，咽肿消退，达到早日痊愈之目的。

例二　李男，8岁，病历号：89255。

日来壮热无汗、头痛，恶心呕吐，纳食不进，二便如常，扁桃体红肿，周身尚未见疹。体温39℃。

诊断：猩红热（前驱期）。

辨证：舌苔白薄，脉象浮数，温邪侵袭肌表，熏蒸肺胃，上攻咽喉，将发疫疹。

立法：辛凉清解。

处方：金银花12克　连翘10克　芥穗5克　薄荷2.4克　山栀10克　焦军5克　生草3克　豆豉6克

治疗经过：服药1剂，汗出热退，头晕、不欲食、未吐，大便未行，小溲黄，周身见疹，弥漫猩红，舌赤无苔，两脉滑数，再予原方加马勃3克，板蓝根10克，僵蚕6克，连投3剂，诸症悉无，皮疹消退，咽喉红肿已消，继予原方加减3剂，善后调理。

按：风温疫疠之邪自口鼻而入，正如古人所说："口鼻吸受天地不正之气，与肺胃蕴伏之热，熏蒸上、中二焦，咽喉为肺胃之门户，邪热熏蒸，必致焮肿作痛"。本案首用辛凉清解而兼利咽解毒，使其毒素不致扩散，而获速效。

九、百日咳（2例）

例一　乔女，10月，病历号：99534。

20日来阵咳频作，气呛成顿，咳剧则呕，咳后可听到吼声，痰鸣，精神饮食欠佳，肌肤不丰，二便自调，经治疗无效。转诊来院。查体：心肺腹无明显异常，舌无垢腻，指纹淡紫，诊为百日咳。证属痰热互结，邪阻肺络。

立法：清肺化痰。

方药：炙百部5克　南橘络5克　炙桑皮6克　川贝3

克　黄芩5克　瓜蒌皮10克　麦冬10克　知母6克　蜜杷叶6克　焦麦芽10克

服药3剂，痰热渐退，阵咳由每20～30分钟1次，减少到每1～3小时1次。每次由顿咳10分钟减少至2分钟左右，诸症大减。原方又服6剂。热已解，痰尽退，偶有1～2声轻咳，睡眠、饮食二便如常。再予清肺化痰宁嗽之剂，善后调理。

南橘络5克　炙桑皮6克　川贝5克　黄芩6克　焦麦芽10克　知母5克　麦冬10克　炒杏仁3克　蜜杷叶10克

按：咳在初期，多治以宣肺散寒、清热利咽为主。咳到中期，则治以清热化痰、宁嗽平逆。本方采用橘络、百部、川贝、瓜蒌皮，清化肺金而涤其痰。桑皮、黄芩、杷叶，宁其嗽而去其塞。麦冬、知母，润肺利咽清热兼以肃肺。赵老治百日咳，重在清肺化痰，使邪有出路，大忌过早使用收敛之品（如：白矾、米壳等），恋邪为患，复生他病。

例二　侯男，7岁，病历号：35007。

月余阵咳频作，连声不止，剧则鼻衄，眼睑浮肿，呕吐痰涎和食物，曾于当地就医数次未见轻减，小便短黄。

诊断：百日咳。

辨证：舌苔薄黄，脉滑，为肺气上逆，清肃失职之顿咳。

立法：清金宁嗽。

方药：制麻黄3克　杏仁6克　甘草5克　生石膏18克　牛蒡子10克　黄芩6克　制杷叶10克　浙贝6克　百部10克　米壳2.4克　炙葶苈10克　茅根10克　竹茹10克

治疗经过：

连进2剂，收效不著，阵咳如前，仍有衄血面目浮肿，乃改用宁嗽疏络利窍之剂。

旋覆花10克　炒杏仁5克　橘络6克　细生地10克　桃仁6克　瓜蒌仁6克　杷叶10克　丹皮6克　黄芩6克　焦麦芽6克　焦军3克

药服两剂，阵咳减半，每夜由7、8次减到3、4次。且每顿阵咳显著减轻，舌苔白黄，脉象沉数，原方去焦军又进2剂，仅余轻咳，余症大瘥，继予清金宁嗽，降气化痰善后调治。

芦根15克　橘红5克　清半夏5克　葶苈子10克　川贝母5克　鸭梨1枚（去核）　3剂

按：燥气袭肺，顿咳伤阴，清肃之令不行，火灼津液而成痰。《幼科证治准绳》曾指出："火乘肺者，咳嗽上壅，涕唾出血"。本案首投麻杏石甘加味而不效，继则去麻黄、石膏、牛蒡、米壳，改用旋覆花、橘络、杷叶、焦军，降逆气而舒肺络，同时加用导滞清肠之品。服后诸症明显减轻。可见小儿肺部诸患，除久咳肺虚者外，不可妄投涩敛之品，以免变生不测。

十、慢性痢疾（1例）

刘女，5岁，病历号：85349。

9个月前患急性细菌性痢疾。当时下痢脓血，频作不止，曾住某院半月，服用合、土、新霉素及呋喃西林等药物，好转出院。此后仍有腹痛下坠，下痢脓血，时轻时重，间断不愈。3个月后又住某院11日，经中西药物内服、灌肠等多种疗法，好转出院。7日后又复发，频泻不止。现日泻4次，腹痛，饮食欠佳，乃来我院检查：心、肺、腹未见异常。大便化验脓球满视野，培养阴性。舌质淡、苔白薄，脉沉缓。诊为慢性细菌性痢疾。证属湿热浊秽，久羁中焦，脾失健运。

立法：化湿浊，导肠滞，健运中焦。

方药：生杭芍12克　炒枳壳5克　广木香2.4克　焦楂榔各5克　黄芩10克　川连1.5克　当归6克　云苓10克　六一散10克

服药2剂，稍有好转，大便仍每日1至3次，有粘滞。请赵老会诊。舌质微红、苔薄黄，脉沉缓，认为湿浊久积胃肠，脾失健运之证。

治以清湿热，分利固肠之剂。

方药：生杭芍10克　焦楂榔各6克　黄芩6克　伏龙肝10克　分心木3克　煅牡蛎10克　川连1.2克　乌梅2枚　赤石脂3克　炙草5克

服药1剂，下痢次数减少，日行一次。又进3剂，大便成形，腹痛，里急后重消失，余症悉无，原方化裁调治，观察至住院13天，病情稳定，大小便化验正常，无复发迹象，病愈出院。

按：本病下痢脓血，缠绵不休，诊为慢性细菌性痢疾。此病多属湿浊久积肠胃。中医认为滞下，为滞塞不通之意，治疗多采用逐湿理气化滞为法。古人云："热郁湿浊，传导失职，蒸为败浊脓血，下迫肛门，故里急后重，数至圊而不能便"。本例已转致慢性，所以采用分利固肠，清化湿热。如纯以补涩，不仅湿滞难解，反致浊秽久羁肠胃。

十一、腮腺炎脑炎（1例）

杜女，7岁，病历号：12119。

旬余日来，头晕头痛，呕逆黄水，日来右颐肿大，曾服普济消毒饮一剂，次晨病情似有转剧之象，体温当时38.2℃，头痛嗜睡，呕吐7、8次，两耳下肿大如杏，并出现病理反射，脑脊液检查：细胞数98个，糖1～4管阳性，蛋白（±）。

诊断：流行性腮腺炎并发脑炎。

辨证：舌苔薄黄，脉浮数，证属温毒内扰，灼伤肝胃，热扰神明之象。

立法：清温解毒。

处方：广犀角3克（先煎）　金银花12克　连翘10克　丹皮6克　赤芍6克　生石膏18克　竹叶6克　全蝎3克　蜈蚣2条　青竹茹6克　玄参6克

治疗经过：

服药2剂，体温大减，诸症已退，神经系统检查正常，仅腮腺肿大尚未消失，继服原方数剂而致痊愈。

按：腮腺炎脑炎一般投以普济消毒饮及银翘散等每能获效。但重症则非普济消毒饮所能解决，盖因方中升麻、柴胡宣散温提，芩连苦寒化燥，皆非温毒颐肿的适宜方药，必须投以清热、解毒、养阴的清瘟败毒饮，并佐用芳香化秽的紫雪丹或安宫牛黄丸等方能显效。

十二、蛔虫症（1例）

商某，女，3岁半，病历号：51059。

10余日阵发腹痛，脐周尤甚，腹胀且硬，大便不畅，饮食欠佳，曾有排虫史。面赤唇干，舌质光赤，脉沉数而实，为积滞夹虫。

立法：导滞通下杀虫。

方药：焦麦芽10克　炒枳壳6克　姜黄5克　焦楂榔各6克　使君子10克　滑石12克　雷丸6克　焦军5克　苦楝根皮12克　桃仁3克　炮姜3克

服药2剂，下虫6条，腹痛大减，饮食尚未恢复，舌无垢苔，脉缓，恐驱虫未净，湿浊尚盛，原方加减调治。

按：肠寄生虫症对小儿影响甚大，从消化紊乱到积滞形成，从消耗营养导致疳积，从虫积腹痛到肠道梗阻等等，这都是饮食不洁，食滞中焦，湿热内阻，久而致成虫疾。治用苦楝根皮、使君子、雷丸等杀虫之品为主，同时加用焦军、炒枳壳、姜黄、山楂、槟榔等行气导滞之剂方能收到较好效果。

十三、消化不良（5例）

例一　周某，男，3个半月，病历号：186774。

高热两天，热退后出现腹泻，日7、8次泻多稀水伴有奶块，有时兼有粘液，便时哭闹，夜睡不安，舌质微红、无苔，指纹紫。诊为消化不良。乃因胃肠素有积湿，复感表邪化热，邪热移于大肠则作泻。

立法：清其积热，兼渗湿利水，佐以健脾和中。

方药：藿香6克　炒麦芽6克　麦冬10克　云苓6克　炒白术5克　神曲12克　黄芩6克　猪苓5克　分心木2.4克　炮姜3克

服药3剂，腹泻大减，哭闹已安，但大便仍有粘滞，指纹淡，舌无苔，再拟前法加减。

神曲12克　炒白术6克　炒麦芽10克　车前草10克　麦冬10克　黄芩6克　云苓10克　怀山药6克　大腹皮5克　甘草3克

上药服后腹泻愈。

按：消化不良症，经谓："湿多成五泻。"盖因胃中水湿不利，并入于大肠；宿乳内蓄，久而伤脾，兼感时气之邪，湿滞内阻，清浊混淆水道不利，而致频泻不已。本例患儿舌质微红、无苔，夜卧不安，泻下有奶块，诊为胃肠素有积湿，复感表邪化热，热移大肠而作泻。治以清其积热而兼渗湿利水，佐以健脾和中。三剂后腹泻大减，哭闹已安，继进数剂而痊愈。

例二　陈某，女，7个月，病历号：90236。

两月来腹泻不止，日5、6次，状如泡沫，夹有粘滞奶块，厌食欲呕，体弱盗汗，消瘦，经土霉素等药治疗无效，仍腹泻不减，小溲短赤。面色㿠白，舌苔薄白，指纹淡紫。诊为迁延型消化不良，证属乳食内蓄，久而伤脾。

立法：利水和脾，佐以导滞。

方药：焦楂榔各5克　炒鸡内金10克　胡连1克　分心木3克　伏龙肝10克　车前子6克　土炒白术6克　浮小麦6克　煅牡蛎6克　诃子肉3克

原方加减，服药5剂，腹泻渐减轻，每日3、4次，软黄便，无粘滞奶块，食欲好转，夜眠安静，仍宗原方化裁，善后调治。

土炒白术10克　山药10克　枳壳3克　浮小麦6克　伏龙肝10克　猪苓6克　分心木2.4克　煅牡蛎6克　炒鸡

金10克

定搐化风锭2/3丸，日服3次。

继服上方3剂，病愈。

按：此证为脾虚挟湿作泻，但由于宿乳停滞，乃正虚邪实，采用攻补兼施而愈。

赵老认为此种患儿，纯系宿乳内蓄，挟湿伤脾所致。增加营养，适得其反，且易增呕逆。所谓消化不良症，即是乳食不消，水谷不化，清浊混淆，水道不利，而致频泻不已，致使全身消瘦，厌奶欲吐。所以临床遇此病儿，务必嘱其家属定时定量地喂养，是为至要。

例三 王某，女，1岁，病历号：82837。

腹泻3月，先后两次住某院共两个半月。出院后仍大便日7、8次，溏薄不化，周身肌肉不丰，面色萎黄不泽，口干少津，小溲短赤，舌淡无苔，指纹淡紫，考虑湿热内郁。脾失健运，久泻不止。

立法：健脾利湿，清热分泻。

方药：云苓10克 车前子10克 诃子肉5克 分心木3克 焦麦芽6克 焦槟榔5克 黄芩5克 木通3克 泽泻6克 川连1克

定搐化风锭2/3丸，日服3次。

服药2剂，腹泻止，一周后复感风寒，饮食失调，腹泻复发，日2、3次，指纹淡紫，仍宗前方化裁。

云苓6克 木通3克 焦麦芽6克 诃子肉3克 怀山药10克 黄芩5克 神曲6克 陈皮3克

定搐化风锭2/3丸，日服3次。

药进2剂，腹泻停止。

按：本案腹泻3个月，完谷不化，日行7、8次，面黄肌瘦，口干津少，纯属湿浊内阻，脾虚不运所致。

治以健脾利湿，清热分泻，两剂即止。继而复感风寒，饮食失调，重复作泻，原方去川连之苦寒收敛，泽泻、车前之利尿逐湿，增加健脾益胃之山药、神曲、陈皮，因之继服两剂，病势即愈。

例四 曹某，男，1岁，病历号：188268。

三个月来纳差，腹泻日1、2次，伴有不消化食物，近来面黄身瘦发枯，饮食仍不佳，便次增多日达5、6次，色黄，水样便，指纹隐伏，舌无苔，证属乳食伤脾，脾失健运。

立法：逐湿和脾，佐以调胃。

方药：党参6克 茯苓6克 白术10克 怀山药10克 炒鸡金10克 神曲10克 使君子10克 雷丸6克 甘草3克

服药2剂，腹泻止，大便成形，但尚有不消化样物，饮食仍差，汗多，舌净，指纹淡，再拟前法加减。

使君子10克 炒白术6克 云苓10克 党参6克 炒鸡金10克 炒麦芽6克 猪苓6克 雷丸6克 神曲10克 大枣4枚

共服药7剂，病痊愈。

按：赵老治疗小儿腹泻，常考虑为肠道功能紊乱，临症详辨寒热虚实，如是否泻下酸臭，腹部是否灼热，腹部喜按否，口干喜饮否等等，认为这是治疗腹泻的关键，本例由饮食不节，伤及脾胃所致，故以健脾为主佐以渗湿消导，收到满意的效果。

例五 兰女，1岁，病历号：86573。

腹泻2月不止，日行2~4次，便溏多粘滞及不消化之物，精神欠佳，烦急不宁，时有自汗出，曾经抗生素治疗不效。

诊断：迁延性消化不良。

辨证：舌尖微红无垢，脉象缓滑，为湿热内阻，脾失健运，因之久泻。

立法：理脾化湿。

处方：车前草10克　胡连1.8克　炒苡仁10克　泽泻6克　野于术6克　焦麦芽10克　炒枳壳5克　砂仁1.5克

镇惊丸，每服1丸，日服2次。

治疗经过：服药2剂，大便减至每日1次，消化稍差，精神食欲正常，乃予原方加苍术3克、陈皮3克，继服3剂，以巩固之。

按：小儿腹泻，屡治不效，迁延多日，泻下稀绿挟有奶块者，则应以健脾分解，止泻化滞为宜，同时佐以镇惊清热之品，相辅相成，疗效更佳。

十四、营养不良（2例）

例一　阎某，男，2岁半，病历号：73025。

周身消瘦，时有烦啼，腹痛，皮肤瘙痒，眼睑红肿，日暮雀盲，大便时溏，舌无垢腻，指纹淡紫至气关。诊为营养不良，维生素A缺乏症，乃疳积上眼之证。

立法：健脾，化积，清肝明目。

方药：炒鸡金12克　川连1.5克　胡连1.5克　芦荟6克　白蒺藜10克　使君子6克　雷丸6克　木通5克　焦槟榔3克　菊花6克

服药3剂，雀盲减轻，余症好转，继予原方化裁调治。

炒鸡金12克　川连1.5克　胡连1.5克　白蒺藜10克

使君子10克　雷丸6克　木通5克　焦楂榔各6克　菊花6克　生石决明6克　芦荟6克

服3剂，病势逐渐好转。

按：小儿之证，虽虚亦多挟实，故不可纯用补剂。治疳之法以消疳、导滞、杀虫与健脾补气、养血之法相佐辅用，方能取效。本例疳积上眼，在消疳理脾的同时，要加用清肝明目之品，如蒺藜、菊花、石决明等方能取效。

例二　戴男，2岁，病历号：78766。

患儿7个月早产，出生体重不及1 300克，一年内连患5次肺炎。近日食纳欠佳，夜寐不宁，大便溏薄，完谷不化，小溲短黄，来院时营养发育极差，肌肤不丰，毛发干枯，面色苍黄，头大项细，胸有串珠，心肺正常，腹软肝脾不大，化验血红蛋白6.3克，红细胞450万/立方毫米，白细胞15,400/立方毫米。

诊断：①疳积（营养不良Ⅱ～Ⅲ度）；②营养不良性贫血；③消化不良。

辨证：舌质淡无苔；指纹淡隐，两脉沉细，为先天不足，后天失养，脾胃虚弱，运化失司之脾疳。

立法：消疳理脾，清热养血。

处方：云苓10克　焦楂榔各6克　焦麦芽10克　炒鸡内金10克　炒白术6克　使君肉10克　胡连1.5克　芦荟6克　玉竹10克　党参6克　当归6克　赤芍5克

治疗经过：

服药3剂，诸症好转，改投健脾散，每服1包，日服3次及镇惊丸，每服1丸，日服2次。调理旬余，精神显著好转，饮食倍增，舌净无苔，脉象沉细，继服健脾补血之剂。

党参5克　丹参6克　阿胶珠6克　熟地10克　山药10克　炒白术6克　云苓10克　杭芍6克　麦芽10克

服药近月，化验有进步，血红蛋白8.8克%，红细胞485万/立方毫米，白细胞14,400/立方毫米。又连服六剂，复查血红蛋白升达10克%，红细胞545万/立方毫米，白细胞7,700/立方毫米。诸症大瘥，肌肤尚不丰满，乃以人参健脾丸1.5克，日服3次，善后处理。

按：本案血亏，由脾疳所致，《小儿药证直诀》谓："疳皆脾胃病，亡津液之所作也。"脾胃久虚，运化失职，统血机能失调，因之大便溏薄，面色萎黄，毛发焦枯，若纯用补益之剂，反易适得其反，故以消疳理脾，清热养血之剂调治，消其疳积，补其气血，调其脾胃，因之得以短期内好转。

十五、鹅口疮（1例）

司某，男，4个月，病历号：98941。

日来口起白糜、乳食难进，时有呕吐溢乳，夜寐不实，多惊惕，自汗出，大便干，小溲赤，为宿乳内滞，化热上蒸，口糜初起。

立法：清胃火，化滞热，消口糜。

方药：生草3克　金银花6克　黄芩5克　陈皮5克　焦麦芽6克　焦军2.4克　花粉6克

甲壬金散0.2克，日服2次。

服药2剂，诸症好转。

按：口糜、口疮、唇口燥裂，皆属胃热。本病夜寐不实，且多惊惕，大便干，小便赤，更证明停奶化热，上蒸口唇。治以清胃火，化乳滞以消口糜，2剂后诸症好转。

十六、上感（1例）

李某，女，3岁，门诊病例。

昨夜突发高热。今晨体温高达39.2℃，其他无自觉不适。舌苔根部垢厚，脉象沉数，证恐宿滞内蓄，兼染表邪之候。法以表里两解。

大青叶10克　麦冬10克　黄芩6克　神曲6克　牛蒡子3克　薄荷2.4克　淡豆豉3克　杭菊10克　炒枳壳6克　焦军5克　生石膏12克

上药服用2剂，热退，食纳好，精神好，病痊愈。

按：表里两解，是赵老治疗小儿感冒常用的方法之一。小儿脾常不足，常常是在内有宿滞的情况下，容易外染表邪，患儿除有表证外，还常伴有食欲减，大便不通，舌苔黄或垢腻，此时采用表里双解，收效速。如本例在清宣解表的基础上，加用生石膏、焦军、炒枳壳、神曲清里消导，药只2剂，而病痊愈。

十七、喘息（2例）

例一　徐某，男，7岁，病历号：105712。

幼患喘咳，每年发作，一周前因玩耍过度，天气骤寒，喘息又作，日来加剧，饮食难进，呕吐上逆，精神萎靡，坐卧不宁，大便两日未行，小溲短黄，曾经治疗未效，转诊来院。

住院检查：呈喘息状态，呼吸困难，面色苍白，两肺满布喘鸣音，心音低钝，无杂音，腹软，肝肋下2.5厘米。舌苔白薄，脉沉缓，诊为支气管喘息，证属素有喘疾，近又冒风过劳，风寒闭肺，气逆作喘，痼疾新发。

立法：宣肺平喘，利气化痰。

方药：炙麻黄3克　炒杏仁6克　炙桑皮10克　苏子6克　化橘红6克　款冬花10克　白果6枚　旋覆花10克　川浙贝各6克　清半夏6克　炙杷叶10克

并配合非那根一针对症治疗未效。

服药3剂后，效不显，仍咳嗽阵发，气促作喘，动则尤甚，日晡低热，请赵老诊视，见舌质微红、苔根黄，两脉数，为肺阴久伤，感寒作喘，当予滋阴肃肺，止嗽宁喘之剂。

炙桑皮10克　北沙参10克　炙杷叶6克　黄芩6克　生石膏18克　炒杏仁6克　阿胶珠6克　麦冬10克　白术10克　麻黄2.4克　焦军5克　知母6克

定搐化风锭，每服1丸，日服3次。

服药3剂，咳轻喘止，身热已平，大便尚干，舌苔根部黄厚，脉稍数。诸症已减，胃肠滞热尚盛，上灼肺金，再予清燥润肺之剂善后。

黑玄参10克　阿胶珠6克　炒杏仁5克　炙桑皮10克　炙杷叶10克　麻黄1.5克　黄芩6克　焦麦芽10克　生石膏18克　麦冬10克　焦军5克　瓜蒌仁10克

住院6日，诸症悉无，肺无啰音，出院调养。

按："形寒饮冷则伤肺，"暴寒外束，痰热内聚，郁阻肺络，清肃失司，喘息因之发作。赵老考虑到肺阴久伤，故在肃肺定喘的同时，重用滋阴润肺的沙参、麦冬、阿胶珠等药，收效显著。小儿阳常有余，阴常不足，肺为娇脏，喜润恶燥，故赵老在治小儿肺部疾患时，很重视甘寒清热，滋阴润肺之品。同时还留意润燥清肠。肺与大肠相表里，清大肠即所以泻肺气。

例二 力男，11岁，病历号：5793。

5年来喘、痰间断不愈，近日来又有发作，喘息发憋，频咳夜甚，屡治未效，来院时呈喘息状，两肺叩诊清音，听诊满布喘鸣，心腹正常，嗜伊红细胞计数660/立方毫米。

诊断：支气管喘息。

辨证：舌质淡、苔黄厚，两脉沉数，宿有喘鸣，近染外邪，气促痰壅。

立法：清热平喘，肃肺化痰。

处方：炙麻黄3克　炒杏仁6克　生石膏18克　生草3克　沙参10克　天冬10克　川贝6克　苏子5克　瓜蒌仁10克　款冬花10克　黄芩10克　焦麦芽10克

治疗经过：服药1剂，喘咳减轻，又连进3剂，气喘已止，偶有轻嗽，乃予原方减麻黄石膏之剂量，加橘红5克，又进3剂，肺内喘鸣及干啰音消失，偶有微咳，余症悉无，再投以清肺化痰之剂以求全功。

天冬10克　沙参10克　川贝6克　炒杏仁6克　黄芩10克　瓜蒌仁10克　焦麦芽10克　生草3克　带药2剂，病愈出院。

按：本案素有喘咳，时愈时犯，染外邪尤易发作，是肺气已虚，邪热炼液生痰，阻碍气机，以致喘息发作。需开闭达邪，清金化痰方能速效，再投肃肺养阴以善其后。

十八、肺炎（6例）

例一 刘某，男，1岁，病历号：109124。

一个月前曾患水痘，支气管炎。四日来突然高热达40.3℃，咳喘发憋，惊惕不安，神昏嗜睡，口干思饮，乳食难进，咳甚则呕，大便两日未行，小溲短黄。

住院检查：体温40℃，脉搏162次/分，嗜睡重度呼吸困难，两肺满布啰音，心音钝、腹软，肝肋下3厘米，脾肋下1厘米，足部浮肿，胸部透视有肺炎改变，咽培养肺炎双球菌生长，白细胞9 200/立方毫米，中性粒细胞64%，淋巴球36%，舌绛有刺，口干唇裂，两脉数急，诊为支气管肺炎。证为风寒外感，化热中潜，火极劫阴，逆犯神明之险证。

立法：清肺止咳，佐以生津。

方药：麻黄2.1克　炒杏仁5克　生石膏15克　甘草3克　金银花10克　连翘10克　苏子5克　橘红3克　川贝3克　冬花5克　麦冬6克　石斛3克

甲壬金散0.4克，日服2次。

曾先后配合金霉素用药2天，土霉素用药4天，青霉素用药5天，洋地黄毒苷给饱和量等治疗。

原方加减服3剂，并配用局方至宝丹，但无效，仍高热40℃，弛张不解，喘憋亦甚，面色发绀，涕泪俱无，舌绛有芒刺，中心苔垢，老黄，两脉沉实而数。急请赵老会诊，认为风温入里化热，郁阻肺窍，热在阳明，急投辛凉解毒、清肃肺胃之剂。

金银花10克　连翘10克　生石膏18克　麦冬10克　鲜生地12克　炒杏仁5克　大青叶6克　蔓荆子6克　薄

荷1.5克　焦军3克　知母3克　生麦芽6克

甲壬金散及羚羊粉各0.3克，日服3次。

1剂而效，次日体温降至38℃，再1日降至正常，涕泪初现，诸症大减，但尚有精神烦急，舌质尚赤、根部黄苔已去，脉象沉细而数，毒热去其大半，病势好转，余焰未尽，并有伤阴之象，再予清余邪，滋阴解毒之剂：

金银花10克　连翘10克　花粉10克　麦冬10克　桃杏仁各3克　鲜生地12克　焦麦芽6克　炒栀衣3克　黄芩6克　炒枳壳5克　焦军3克

又进2剂，精神食欲正常，体温无波动，轻咳有痰，肺内啰音减少，继予竹叶石膏汤类善后调治，逐渐康复出院。

按：表邪入里，邪毒亢盛，直陷阳明胃经，毒热闭肺，火热烁金，阴津已耗，初时仅以宁肺止喘为治，不效。赵老改投解毒清热，养阴生津之剂，以金银花、连翘、大青叶以清热解毒；知母、生石膏以清阳明结热；焦军、麦芽以泄阳明之腑实；杏仁开肺化痰；重用生地、麦冬、花粉以甘寒清热，生津养阴救逆，使得阳明经热得解，腑实得泄，肺闭得开，津液得复，阴阳气血得调，病情迅速好转。

例二　张某，女，2岁，病历号：109513。

四日来高热40℃以上，弛张不解，身热无汗，咳嗽多涕，痰稠黄，咳声不畅，曾用青、金、合、红、链霉素等多种抗生素治疗无效。一日来病情加剧，昏沉嗜睡，喘急面青，两目红肿，厌食呕吐，体温持续在40℃以上，3日来大便未解，小溲短赤。托儿所同班有腺病毒肺炎患儿。

入院时体温39.6℃，昏睡状，呼吸困难，面色晄白无泽，鼻翼煽动，咳声不畅，两肺可闻啰音，心腹未见异常，胸片有肺炎改变，咽培养阴性，白细胞8 300/立方毫米，中性粒细胞63%，淋巴球36%，单粒细胞1%，舌苔薄白，指纹隐伏，两脉沉数，诊为肺炎（腺病毒肺炎）。证属风寒袭表，有入里化热之势。

立法：解表宣肺，佐以导滞。

方药：苏叶6克　芥穗5克　淡豆豉10克　葱白2寸　山栀6克　金银花12克　连翘10克　焦军6克　生草3克　杏仁5克

紫雪丹1.2克，日服3次。

并配以四环素治疗1周，出院前2天停服。

第2日体温稍降至38℃，大便3次多粘滞，舌苔中心黄薄，指纹紫长过气关，脉数有力，为表邪未罢，里热灼肺之象，给于表里双解。

金银花10克　连翘10克　大青叶6克　芥穗5克　薄荷2.4克　花粉10克　生石膏18克　鲜生地12克　黄芩6克　知母5克　鲜芦根10克　生草3克

紫雪丹1克及甲壬金散0.4克，日服3次。

服药1剂，体温降至正常，精神食欲好，轻咳有泪，肺内啰音减少，舌无苔垢，脉缓，指纹淡紫。余热未净，继以清余邪，肃肺止嗽之剂。

金银花10克　连翘10克　鲜生地12克　麦冬10克　川贝5克　焦麦芽6克　杷叶6克　炒杏仁5克　黄芩5克　生草3克

甲壬金散0.3克，日服3次。

服药2剂，偶有轻咳，痰少，余症悉无，肺内少许啰音，乃予桑杏汤加减调治，住院8日，痊愈出院。

按：表里双解，是儿科常用的一法，赵老在诊治小儿热性病时，非常注意辨清表里阴阳盛衰，且经常少佐甘寒润肺之品，乃因热病易耗阴津，肺为娇脏之理。

治疗本病，初以解表宣肺，佐以导滞泻下，因之一剂而效，便通热减。说明治疗重症患儿当机立断，实属重要。继之采用表里两解，化余邪而滋润阴津，因而似此重症患儿，治疗八天，即得痊愈出院。中医中药发表攻里虽为千古不易之大法，但不汗强汗，可伤阴津，应汗不汗，窍闭闷绝；不下强下，洞泻难禁，当下不下，胀闷腑实。凡此种种，皆属儿科临床要点，业儿医者，应细心分析。

例三 丁某，女，3个月，病历号：21369。

3日来高热不退，壮热大汗，喘促鼻煽，阵咳不止，痰壅夜卧不宁，时有惊惕，小溲短。体温40.1℃，两颊微赤，双肺可闻啰音，胸透有肺炎改变，白细胞18 400/立方毫米，舌苔白薄，脉浮数，指纹赤紫，诊为支气管肺炎。证属风寒束表，里热闭肺。

立法：解表清里，化痰定喘。

方药：炙麻黄3克 杏仁3克 生石膏24克 甘草5克 金银花18克 桑白皮10克 牛蒡子10克 川贝6克 藿香10克 苏叶6克 青蒿10克 杷叶10克

服药16小时后，体温降至36.3℃，夜寐安宁，呼吸平稳，咳轻痰少，次晨舌苔薄黄，脉略数。表证已罢，里热未净，原方去苏叶，继服1剂后，改服麻杏合剂，6日后病愈出院。

麻杏合剂：解表清里，止咳化痰。

麻黄30克 炒杏仁60克 生石膏210克 甘草45克 浙贝90克 苏叶90克 陈皮90克 麦冬90克 炒神曲90

克　白茅根90克

上方煎两次，共得4 000毫升，加白糖、蜂蜜各120克，浓缩至1 000毫升。

半岁以内每服5毫升，2岁以内每服5～10毫升，5岁以内每服10～15毫升，5岁以上每服20毫升，每日服3～4次。

按：本案壮热无汗，喘促痰壅，为表邪不解，热灼肺络所致，使用麻杏石甘汤加味，效颇显著。麻黄开通肺窍；杏仁宣肺宁喘；生石膏入肺大清气热；甘草和中；同时加用川贝、桑白皮、金银花、杷叶以宁嗽平喘；牛蒡、藿香、苏叶、青蒿以解表驱寒。此乃表邪未解，热蒸肺络，迫肺作喘之正治法，而与单纯散寒或泻热之专用处方不同。

例四　李某，男，6岁，病历号：109911。

高热10余日，无汗，频咳无痰，左侧胸痛，一日来加重，大便溏，曾经中西药（青、金霉素等）治疗，无好转。

住院时体温38℃，急性重病容，面色萎黄不泽，气息急促，咳痰不畅。左胸肋间隆起，叩诊浊音，呼吸音减低，纵隔向右侧移位，心无杂音，腹无异常。胸透左侧大叶性肺炎，胸腔积液及胸膜肥厚。两次咽培养均为金黄色葡萄球菌生长，对青、链及金霉素耐药，对氯霉素低度敏感，白细胞24 900/立方毫米，中性86%，淋巴球12%，单核细胞2%，舌根部薄黄苔，两脉数急，为表邪初起，失于宣散，入里化热，邪毒稽留不解，郁阻胸中所致。

立法：表里两解，宽胸舒络。

方药：瓜蒌12克　麻黄2.4克　生石膏24克　浙贝10

克　桃杏仁各5克　炙桑皮10克　南沙参10克　金银花10克　焦三仙各10克　焦军5克　生草3克

紫雪丹2.4克，日服3次。

配以金霉素治疗。共服用10天。

服药2剂，呼吸困难消失，喘急已止，尚有低热，咳嗽尤重，舌尖赤、根部薄黄苔，脉滑，诸症稍减，继进清燥救肺，宽胸化郁之剂。

南沙参6克　生草5克　火麻仁10克　生石膏24克　阿胶珠6克　杷叶10克　麦冬10克　麻黄1.5克　瓜蒌10克　炒栀衣5克　焦军5克

紫雪丹1.2克，日服3次。

次日体温正常，精神饮食好转，轻咳不喘，胸疼大减，叩诊浊音范围减少，呼吸音增强，原方再进三剂后，仅轻咳有痰，余症悉无，为余热未尽，阴津受损，继投清肺养阴之剂：

南沙参10克　鲜生地12克　川贝5克　桃杏仁各5克　炙桑皮6克　木通6克　焦楂榔各10克　玄参6克　连翘10克　金银花10克

住院10日，诸症无，仅胸透留有胸膜肥厚影像，乃出院调养。

按：本案发病初期，失于宣散，表邪未从肌表透达，反陷胸中，以致气机不畅，气血郁阻，赵老治以表里两解，直折手太阴之热，清泻肺金之火，佐以宽胸舒络，生津导滞之品，重点突出，兼顾其它，以达扶正驱邪之目的。假设风寒盛者则当加以宣散，属于风温犯肺者则当治以辛凉。其有表证未罢而里热又炽者如腑实便秘，或伤阴劫液，甚或热极动风，此时既应解表也需和里。本案壮热胸痛，无汗喘急，乃表邪未从肌表透达，致使胸中气海郁阻，治以前方，因之得以速效。

例五 陈某，男，7岁，病历号：16425。

7日来高热不退，咳嗽胸疼，头痛不食，腹部不适，一日来恶寒高热，日晡尤甚，口干思饮，大便干，小溲赤。

来院时体温39.6℃，重病容，右肺中部有实变征及啰音，心腹正常，胸透为大叶肺炎，白细胞10 200/立方毫米。舌质赤，苔薄黄，脉洪数，为表邪入里，热灼太阴。

立法：辛凉解表，清肺化痰。

方药：金银花10克　连翘10克　桑叶6克　菊花6克　炒杏仁5克　薄荷2.4克　生石膏24克　桔梗6克　黄芩6克　浙贝6克　鲜生地12克

甲壬金散及羚羊粉各0.3克，日服3次。

服药1剂，体温下降，两剂后体温正常，两颧尚赤，咳嗽痰浊，粘稠难出，精神食欲均好，舌苔黄厚，脉数有力，表证已罢，里热未清，继予原方加减：

金银花10克　连翘10克　菊花6克　炒杏仁5克　生石膏24克　桔梗5克　鲜生地12克　山栀衣5克　大麦冬10克　浙贝10克　焦军5克

紫雪丹1.2克，日服3次。

又服2剂，热净身凉，午后咳嗽尚重，余症悉无，舌根尚有厚苔，脉缓，肺热未净，继予清热肃肺之剂。又3日后肺内炎症大部吸收，仅轻咳有痰，乃出院疗养。

按：壮热无汗恶寒，似为风寒束表，当予辛温之剂，但咳嗽不畅，痰涎稠浊，口干思饮，便秘溲赤，均为一派热象，表里俱热，邪热闭肺，以银翘、桑菊化裁而效。同时邪在肺经气分，日晡热度增高，皆可证明热灼肺络之象，所以加用羚羊、壬金散等，直折内外之热势，使疾病迅速获愈。

例六 胡某，男，6个月，病历号：92566。

3月前因肺炎住某医院50余日，经西药输血等积极治疗，好转出院。其后仍频咳不止，痰壅喉鸣，时有呕逆，日达10余次。近日更有喘憋、烦急不安，乳食难进，大便燥，小溲赤。

入院检查：慢性重病容，重度营养不良，面色苍白，唇紫，两肺啰音，心腹无明显异常，咽培养有金黄色葡萄球菌生长，白细胞14 900/立方毫米，舌质淡，苔白薄，指纹沉紫，诊为①迁延性肺炎；②营养不良Ⅱ°；③佝偻病。证属脾虚乳滞，久而生热，蕴郁肺胃。

立法：清热肃肺，消导和胃。

方药：陈皮5克　法夏3克　黄芩5克　焦麦芽6克　川贝6克　麦冬10克　炒鸡金10克　桃杏仁各3克　焦军2.4克　甘草3克

并配以金霉素等治疗。

上方连服6剂，诸症大减，咳轻痰少，体温正常，两肺啰音消失，体力尚弱，自汗出，饮食尚差，至第9日诸症进一步好转，继予养阴清热之剂：

南沙参6克　生草3克　陈皮3克　麦冬6克　青蒿6克　炙鳖甲6克　川贝5克　焦麦芽6克　炒鸡金10克　苍耳子6克

连服4剂，仅偶咳一两声，无痰。肺无啰音。病愈出院。

按："治病务求其本，"患儿患肺炎3月，缠绵难愈，脾肺俱虚。小儿患病，有易虚易实的特点，本例正虚又挟邪实，若单纯从补脾土生肺金而言，则使脾土壅滞，更加阻碍气机，故赵老以导滞和胃以达补脾土之目的，清虚热生津液而肃降肺气，使缠绵难愈之疾获效。这就是赵老治疗小儿易虚易实的特征。

十九、肺含铁血黄素沉着症（1例）

刘某，女，8岁，病历号：56532。

两年来因反复重度贫血，3次住院，每次均经输血等治疗，月余而愈。半年来发育停滞，面色紫暗，口舌发绀，消瘦虚弱，指端膨大如杵，咳嗽气喘，活动尤甚。月余病情加重，喘急发憋，时有低热，脐周阵痛，偶有呃逆。10天来晨有鼻衄少许，精神萎靡，体倦，嗜睡，少言笑，大小便正常。

来院时检查：营养发育极差，呼吸困难，面色发绀，两肺呼吸音粗，心界扩大，无杂音，腹胀，肝肋下3厘米，稍硬，脾未触及，杵状指、趾。咽培养金黄色葡萄球菌，血红蛋白19克%，红细胞633万/立方毫米，白细胞14 400/立方毫米，中性81%，淋巴19%。血沉第一小时3毫米，第二小时10毫米，肝功能及其他化验无异常。胸片可见弥漫分布之粟粒状阴影。心电图显示不完全性左束支传导阻滞，右心肥厚及心肌缺氧。舌质绛紫，苔薄黄，脉细数。入院时诊断：①特发性肺含铁血黄素沉着症，肺动脉高压症，肺原性心脏病，代偿性红细胞增多症。②继发性肺内感染。

证属血燥阴虚，宿有痼疾，复感外邪，肺失清肃。急投表里双解之剂，先治其标，后治其本。

方药：炙麻黄1.8克　炒杏仁6克　生石膏24克　生

草3克　苏子6克　黄芩6克　知母6克　鲜麦冬10克　炙桑皮6克　金银花6克　炒鸡金10克

并先后加用链、土霉素治疗。

服药5剂，喘咳较减，体温正常，表邪已解，里热尚存，继予清肺凉血，滋阴宁嗽之剂：

炙桑皮10克　炒杏仁5克　南沙参10克　瓜蒌仁10克　苏子1.5克　阿胶珠6克　生地10克　丹皮6克　桃仁5克　蜜杷叶10克　川贝5克　麦冬10克

继服6剂，精神食欲好转，舌质绛紫、中心苔薄黄，脉濡细，肺热虽清，而血燥阴虚之痼疾尚待调治，再以凉血化瘀，滋阴清热之剂：

地骨皮6克　青蒿10克　南沙参10克　生地12克　丹皮6克　桃杏仁各5克　白茅根15克　广犀角2.4克　石斛10克　玉竹6克　黄芩6克

又进3剂，无咳喘发作，体温平稳，周身发绀减轻，病情好转，继续调治，2月后好转出院。

按：本例为宿有痼疾，又夹新感，故首应急则治标。但是阴虚内热之体，复夹表邪，若纯用宣散解表，则恐潜热愈炽，若纯用清里解热，又恐表邪稽留，故考虑治以表里双解之剂。继之改用清肺凉血，滋阴宁嗽，以肃肺清金，以期肺窍清肃恢复，血燥得解。继之采用凉血化瘀，佐以滋阴，俾其血燥阴虚得以补益，因之沉疴痼疾得以稳定好转。

二十、心肌炎（1例）

赵男，2岁。

患儿于3个月前颜面及周身浮肿，喘息抬肩，大便不润，小便量少，纳食不佳，肝脾肿大，经某医院诊为心肌炎，住院治疗3个月，症无改善，反而加重，故来我院就诊。

赵老认为患儿平素饮食伤脾，手太阴失肃，因之肺气壅塞，肾不纳气，故喘息浮肿，不思纳食。治宜补脾肃肺，调和脾胃佐以强心。

党参6克　云苓6克　炒鸡金6克　炒麦芽6克　法夏3克　冬花6克　川贝3克　炒杏仁6克　炙桑皮10克　麦冬10克　栝蒌10克　熟地10克

化风锭每服1丸，日2次。

上方加减共进20剂，诸症大减，喘息已平，饮食大增，精神亦佳，活动如常，肝脾明显缩小，浮肿渐消，大便稍干，面色不泽，再拟健脾清肺滋阴调治：

党参10克　云苓10克　炒鸡金10克　神曲10克　麦冬6克　川贝3克　阿胶6克　沙参6克　玄参6克　石斛6克　远志5克　熟地12克

上方8剂后，经某医院检查心肌炎已近正常。症状悉无，精神食欲二便均正常，惟舌质微红，脉虚数。再拟清热滋阴，除虚热善后调理。

大麦冬10克　蒲公英6克　桃仁3克　川贝3克　青蒿10克　炒麦芽6克　煅牡蛎10克　黄芩10克　神曲10克　玉竹6克　金银花10克　生草3克

按：赵老根据患儿脉证，认为是脾土虚弱，不能生金，肺气壅塞则使肾不纳气，三焦气机不利，故患儿食纳不佳，喘促浮肿，采用补脾肃肺，滋阴等法，伴服化风锭以清热定喘，收效满意。

二十一、急性肾炎（4例）

例一 张某，男，8岁，病历号：56592。

一天来壮热轻咳，头痛，颈部不适，面目微肿，小溲短赤，大便两日未行。血压110/65毫米汞柱，心、肺、腹未见异常。化验尿蛋白（+++），红细胞（++），管型0~1。血沉第一小时28毫米，第二小时58毫米。舌苔薄黄，脉滑。诊为急性肾炎。

证属邪热郁闭，内伤阴络。

立法：清宣泻热化瘀。

方药：金银花10克 连翘10克 荆芥10克 枯芩6克 赤芍10克 丹皮6克 白茅根15克 败酱草12克 大青叶10克 大黄2.4克 炒栀子10克

服药3剂，肺气得宣，汗出尿增，诸症大减，病有转机，又继服3剂。面目肿已消，咳嗽，壮热俱平。诸症悉无，仅尿化验尚有轻微异常。继以金匮肾气丸调治，月余而愈，各项化验均正常。

按：小儿急性肾炎多属阳、实、热证，治疗时应辨证施治，不可一概套用水肿症治法。本案舌苔黄，大便秘、小溲赤，均为一派实热之象。所谓阳证多实。且内经有肾为水之本，肺为水之标之论。诚以肾能滤水而肺能行水之故。若肺气不宣，气滞则水不行，水客于肺，流溢肌肤而浮肿。赵老初用清宣泻热化瘀之法治之，收效迅速，后期则以肾气丸巩固，乃仿益火之源以消阴翳，俾使阴从阳化，三焦决渎有权，水道得以通利，溲多肿消，月余而愈。

例二 吴女，2岁，病历号：105296。

2 月来身染疮疾，20 日来颜面浮肿，头痛，发热，精神食欲减低，大便溏薄，一日 2、3 次，小便短赤。入院时血压正常，面部及下肢浮肿，周身局部有脓疱疮，心肺腹大致正常，化验尿蛋白（+++），红细胞（++），血压 76/41 毫米汞柱，酚红试验第 1 小时 35%，第 2 小时 15%，血生化检查正常。

诊断：①急性肾小球性肾炎；② 脓疱疮。

辨证：面色萎黄，舌黄苔，脉象缓滑，为风湿毒热内侵，脾为湿困之候。

立法：清热解毒，健脾渗湿，佐以疏风解表。

处方：龙胆草 10 克　黄芩 10 克　车前草 10 克　木通 3 克　炒白术 6 克　茯苓 6 克　金银花 10 克　荆芥 6 克　防风 3 克　连翘 6 克　苍术 6 克　焦三仙各 6 克

治疗经过：

服药 5 剂，浮肿全消，疮疾已愈，尿化验显著好转，食欲二便如常，舌苔退，脉缓，湿热已退，再投健脾渗湿之剂。

生熟地各 6 克　党参 10 克　炒白术 6 克　云苓 6 克　陈皮 3 克　车前子 5 克　泽泻 5 克　白茅根 10 克　甘草 3 克　丹皮 5 克　焦三仙各 6 克

又服 6 剂，诸症悉无，化验尿蛋白（－），红细胞偶见，其它化验均正常，痊愈出院。

按：疮疾之后，周身浮肿者，多因湿热熏蒸肌表浸淫作痒，久而不愈，内郁困脾，因而发生浮肿。治以健脾疏风化湿，既可疏上焦之气机化中焦之湿滞，又可去有形之浮肿，则无形之风热自易消散。

例三　张某，女，12 岁，病历号：75925。

周身长疮已月余，瘙痒溃烂，渐有下肢浮肿，延及周身。一日来头晕，小溲短赤，大便正常。血压130/68毫米汞柱，化验尿蛋白（+++），红细胞3～4，管型颗粒0～1，舌苔黄，脉缓，诊为急性肾炎。此乃湿郁化热，湿热困脾。湿走肌表则肿，热迫下焦则血尿。

立法：健脾利湿，清热逐风。

方药：白术10克　甘草5克　砂仁2.4克　神曲10克　麦芽10克　芥穗10克　防风6克　姜黄连2.4克　蔓荆子6克　赤芍6克　泽泻6克

并加用青霉素及利血平。

服上方5剂，浮肿消失，血压平稳，身无不适，尿化验尚有轻微异常，继予原方化裁调治，旬余尿化验正常，诸症悉无，体检及化验均正常，住院16日病愈出院。

按：本案周身疮疾月余，瘙痒溃烂，为湿郁成毒，转致浮肿。是知急性肾炎为肺不得化，反为水所凌，因之气息不匀，时有头晕周身浮肿，皆阴盛之为害也。经谓膀胱主藏津液，气化则能出，否则火衰不得蒸动命门而水湿不化。

例四　董某，女，7岁，病历号：182083。

3周前眼泡浮肿，血压120/80毫米汞柱，化验尿蛋白（+++），红细胞（++），白细胞（++），管型0～1，脉滑，苔黄腻，诊为急性肾炎，证属脾失健运，外感风邪所致。曾以健脾利湿，疏散风邪，清热凉血立法。以麻黄连翘赤小豆汤化裁，共进16剂后，化验尿蛋白（+），白细胞4～6，红细胞80～100，上皮细胞1～3，管型0～1，随请赵老会诊。

诊时脉象滑数，舌无苔，证系表证已解，脾湿渐利，血热稍平，再以补脾益肾佐以清热之剂：

熟地12克　泽泻10克　山萸10克　杜仲10克　菟丝子10克　党参10克　黄芪12克　云苓12克　侧柏10克

肾宁散1.5克，日服2次。

上药加减共进14剂，肿象已消，化验尿蛋白微量，红细胞0～1，白细胞0～1，无管型，基本治愈。

按：本病为脾失健运，外感风邪，治以麻黄连翘赤小豆汤加减，病势已有好转。考虑脾虚则运化失职，肾气弱则气化不及州都，则肾炎缠绵，故应温肾阳佐以健脾清热，从本根治。

二十二、肾病综合征（1例）

任某，女，8岁，病历号：60638。

一年半来周身反复浮肿，曾有腹水，血尿，先后在外院住院四次，用过氮芥，激素和中西药治疗，病情反复恶化，血尿愈重，一月前出院时浮肿虽消，而肾功能及各项化验仍无好转，乃转诊来院。

住院检查：血压130/90毫米汞柱，面色苍白，微有浮肿，心、肺、腹大致正常。皮肤可见荨麻疹，化验尿蛋白（++++），红细胞（+），管型1～3，酚红排泄试验，第一小时20%，第二小时5%，血红蛋白8.4克%，红细胞376万/立方毫米，白细胞14,300/立方毫米，血沉第一小时20毫米，第二小时41毫米，血胆固醇270毫克%，白蛋白3.3克%，球蛋白2.7克%，非蛋白氮20毫克%，舌苔白薄，脉缓。诊为：肾病综合征；荨麻疹。

证属湿热伤脾、三焦气化失司，兼之冒风伤营。

立法：健脾利湿，疏风清热。

方药：茯苓皮10克　炙桑皮6克　大腹皮10克　姜皮5克　芥穗6克　蝉蜕6克　生地10克　车前子10克　苏叶5克　赤芍6克　木通5克　焦槟榔6克

住院期间曾加用青霉素。

上方加减，调治月余，浮肿消退，已无自觉不适。查体正常，尿化验亦显著好转，仅蛋白微量，无细胞及管型。酚红排泄试验两小时75%，舌洁无垢苔，脉象缓和，继以健脾利湿扶元之剂调理之。

方药：怀山药12克　炒苡仁10克　茯苓皮10克　野于术6克　车前草10克　木通5克　猪苓10克　焦麦芽10克　黄芪10克　炮姜5克　生地10克

病情稳定，2个月后因头生疖肿，嬉戏过劳，浮肿复发，尿蛋白又增至（++++），舌苔中心薄黄，脉滑数，湿浊未净。心肺热盛，再予清热利膀胱之剂。

方药：车前子10克　云苓12克　白蒺藜12克　菊花10克　炒栀衣5克　黄芩6克　木通5克　猪苓10克　苏梗6克　槟榔6克　灯芯2.4克　竹叶5克

服药后浮肿渐消，继服清热利湿，滋阴降火之剂，两月后尿蛋白消失，无细胞及管型，血生化检查正常，肾功能检查亦正常，继续观察3个月，无自觉不适，查体正常。尿化验及肾功能、血生化检查均正常，乃出院调养，随访观察7年，未再复发。

按：本案先后住院数次，反复恶化，乃属顽固较难治疗之肾病综合征。考虑脾阳不振，宿滞内阻，水湿泛滥横溢，侵淫三焦，复冒风邪，面目浮肿。初以急则治标，开鬼门而洁净府，月余得效；继而缓则治其本，投以健脾利湿、扶元之剂，俾壮其命门真火，以消阴翳，自能巩固肾气而元阳自充。不料中途生变，头部生疖，嘻戏过劳，病情反复，再投清利膀胱兼化浊热之剂，终获痊愈。

二十三、地中海贫血（1例）

尹某，女，5岁，病历号：41079。

生后3个月发现面色苍白，“贫血”每月需输血1~2次以维持生命，一岁半时因周身淋巴结肿大，口鼻出血，曾作脾切除术，术后病情稍好转，输血间隔延长至每月一次，一月来又感身倦乏力，低热不退，输血后稍有好转。其母及两兄均患此疾。来院时检查：身体矮小，如三岁小儿，面色苍黄，肌肤枯槁无泽，心前区可闻杂音，肺无异常，肝肋下2.5厘米，化验血红蛋白6克%，红细胞180万/立方毫米，白细胞12 800/立方毫米，血片可见大量靶形细胞及幼稚红细胞，红细胞容积为18%，红细胞脆性试验0.60%开始溶解，0.28%完全溶解。

诊为地中海贫血。住院第7天改由赵老诊治。

患儿面色暗黄，唇淡少华，舌质淡无苔，脉虚大，乃气血两亏，阴虚内热，当予气血双补。

方药：黄芪3克　熟地10克　白芍6克　当归6克　阿胶珠6克　川芎1.5克　南沙参10克　云苓10克　白术5克　神曲10克　紫河车3克　甘草3克

5日后，精神饮食转佳，体温正常，舌质淡无苔，脉象沉细，仍用重剂气血双补。

方药：全当归10克　生杭芍6克　阿胶珠10克　紫河车6克　茯神10克　丹参6克　生熟地各6克　生龟甲6克　煅牡蛎10克　黄芪6克　党参6克

又7日后，血红蛋白达9.7克%，红细胞360万/立方毫米，白细胞7 500/立方毫米，后因外感合并支气管炎，经中西药控制感染，血象又有下降趋势，继予补气养血，健脾之剂巩固之。

紫丹参6克　全当归10克　生杭芍6克　阿胶珠6克　云苓10克　紫河车6克　台党参6克　鹿角胶6克　白术6克　炙草3克

按：本例考虑气血两亏，营阴耗损，精气内夺之象。《素问·阴阳应象大论》有“形不足者，温之以气；精不足者，补之以味。”故重用补气补血兼滋阴清虚热之品，力图达到生血的目的。但病实属难治，此例仅提供改善临床症状之方，从根本上治疗，尚需中西医结合探讨。

二十四、血小板减少性紫癜（2例）

例一　孙某，男，8岁，病历号：24980。

4年来经常便血，年余鼻衄不止，每周一次，约出血30毫升，半年前曾出血半日，达500毫升，3日内共出血1 500毫升左右，血小板3 100/立方毫米，血红蛋白6克%，红细胞194万/立方毫米，经输血后脱险，其后仍不断吐血、鼻衄，6日来又大量鼻衄不止，面色萎黄，五心潮热，急来院就诊。两脉细数，舌淡无苔。

证属邪热久羁，耗伤营阴，迫血妄行。

立法：清营宁血，佐以化瘀。

方药：当归10克　生地12克　赤芍6克　丹皮6克　白茅根30克　大小蓟12克　桃仁泥5克　黑栀仁6克　侧柏炭12克　藕节10克

服药3剂，呕血鼻衄均止，皮肤无出血点，病情好转，再予原方加减。

当归身10克　赤芍6克　大生地12克　丹皮6克　白茅根30克　大小蓟12克　侧柏炭12克　藕节10克　丹参10克　桃仁泥5克

继服3剂后，血小板246 600/立方毫米，血红蛋白13.4克%，红细胞411万/立方毫米，病情显著好转，继予原方化裁巩固之。

按：本例为邪热久羁，耗伤营阴，迫血妄行。采用清营宁血，佐以化瘀，前后共服10余剂，而获满意疗效。说明阴血不足，血不归经，热毒深入，耗伤阴血之血小板减少症，采用清营宁血，活血化瘀，乃属对证。

例二　朱女，3岁半，病历号：215510。

1976年10月18日初诊：患儿自1974年3月出现鼻衄，断续多次，上下肢同时可见出血点和紫癜，每遇外伤可起青紫大包。曾在××、××等院住院治疗，确诊为血小板减少症。经治好转，但每遇外感又复发，血小板数最低达到5 100/立方毫米。来诊时查血小板计数为5万/立方毫米。咳嗽声浊，睡眠不安，舌苔根部垢腻，脉象沉缓。

此类病儿因肺气不清，热毒内潜，因之血液不宁，妄行于外。治重清金化热为主，佐以养血育阴潜阳之品。

方药：黄芩10克　桑叶10克　枇杷叶10克　瓜蒌12克　南沙参6克　川贝5克　阿胶珠10克　当归6克　生熟地各12克　龟板胶6克　神曲10克

以上方为主，随证加用紫河车5克，麦冬10克连续治疗20多天，血小板数持续上升，最后达到14万/立方毫米，一般情况转好。

按：本例血小板减少属于继发性，赵老抓住血小板减少每遇外感发生这个特点，从清肺气、化热毒着手，重用黄芩、桑叶、杷叶、贝母、沙参类药物，同时配合养血育阴之品，如阿胶、当归、生熟地、龟板胶等。既可补肺，又可宁血，对于增强正气，防止外邪，治疗已病都有好处。

二十五、过敏性紫癜（4例）

例一 王某，男，9岁，病历号：90112。

两月余脐周腹痛，阵发不止，大便燥结，周身起风团痒疹，隐没无常。旬余四肢大小关节肿胀疼痛，游走不定，时有低热，小腿出现紫癜，曾经中西药治疗无效。10余日来两眼浮肿，尿赤如血，腹痛加剧，食欲大减。入院检查：两下肢散在紫癜及斑丘疹，双膝关节胀肿疼痛，运动受限，心尖部可闻杂音，肺腹未见异常。化验血红蛋白14.5克%，红细胞510万/立方毫米，白细胞19 000/立方毫米，嗜伊红细胞计数580/立方毫米，血小板24万/立方毫米，尿蛋白（+++），红细胞满视野，可见管型，血沉正常，酚红排泄试验第一小时13%，第二小时13%，血生化检查正常。舌苔薄黄，脉沉缓。

诊断：①过敏性紫癜（混合型），并发肾炎；②先天性心脏病（室间隔缺损?）；③蛔虫症。

证属风湿内潜营分，郁阻经络。

立法：清热凉血，化湿祛风。

方药：大生地12克　广犀角2.4克　赤芍6克　丹皮6

克　桃仁泥5克　旋覆花10克　荆芥穗5克　炒杏仁5克　焦军6克　白茅根15克　宣木瓜10克　焦楂椰各6克　藕节6克

服药2剂，腹痛已止，膝关节微感不适，行走如常，肿胀消失，下肢紫癜大部消退，半月后仅肾炎未愈，余症悉无。舌质淡，脉缓滑，下焦湿热未净，继予清热利湿之剂：

盐泽泻6克　细木通6克　桃仁泥5克　生杭芍10克　蔓荆子10克　防风5克　大腹皮10克　滑石10克　大生地10克　二丑5克　丹皮6克

原方加减，调治一个半月后，仅尿化验尚未正常，已无浮肿等不适，未再出皮疹，乃改服龙胆泻肝丸，出院调治。

按：本例认为风湿内潜营分，郁阻经络，因之关节作痛，迫血外溢肌表，而致紫癜。治以清热凉血，清化湿浊。服药2剂见效，主要是用犀角、生地、赤芍、茅根、丹皮清营凉血而兼止血；桃仁、焦军、楂椰、藕节活血通瘀而兼解热化浊；旋覆花、芥穗、木瓜、杏仁宣散透邪且利肺气，使紫癜消退合并肾炎好转。

例二　杨女，7岁，病历号：7425。

旬余两膝肿痛，行动不便，小腿疹点密布，两腕肿痛，皮疹隐没无常，饮食二便尚可，化验嗜伊红细胞升高，出血常规，血常规化验均为正常。

诊断：过敏性紫癜（关节型）。

辨证：舌苔白薄，脉缓，热毒蒸于营分，迫血妄行肌表。

立法：清营化斑，解毒凉血。

处方：黑栀仁10克　黄连3克　玄参10克　生地12克

连翘15克　青黛6克　知母6克　竹叶10克　金银花15克　甘草5克　大青叶6克　丹皮5克

治疗经过：服药3剂，皮疹减少，肿痛消失，舌苔薄黄，脉平，原方化裁数剂而愈。

按：本案完全根据解毒清热以化斑立法治之，前人有谓："斑者，有触目之色，而无碍手之质，或布于胸，或见于四肢，总以鲜红起发者为顺"。赵老根据这种概念，清热解毒化斑，很快得到显效。

例三　王女，10岁，病历号：14532。

患儿因20天来周身反复出现红色皮疹，于1977年1月13日入院。入院时检查：两下肢至臀部可见针头到黄豆粒大小，微高起皮肤之出血性皮疹，色紫红，两上肢、前臂也有少量，胸背部仅见稀疏充血性丘疹，心肺腹无殊。

尿化验：蛋白（+++），白细胞4~8，红细胞满布，颗粒管型0~2，诊断为过敏性紫癜合并肾炎。

脉滑数，苔薄黄，舌质红。用清热凉血法治疗，方以犀角地黄汤加减；后又加用强的松每日30毫克，共治疗两个多月而停服。皮疹消退，但尿蛋白一直维持（+++）不减。

1977年3月4日赵老诊治，舌质微红，脉象缓滑。考虑病程已久，又长期使用清热凉血之剂，脾肾必虚，故治用温肾实脾法为主，佐用清热凉血之品。

方药：附子6克　肉豆蔻2.4克　茯苓12克　猪苓10克　泽泻10克　桑螵蛸12克　车前子10克　大腹皮10克　当归10克　阿胶珠10克　青黛6克　茜草10克

同时用炒鸡金90克，苡仁60克，芡实30克（研粉），每次服1.5克，日服2次。

后随证加用肉豆蔻、熟地等治疗一月余，紫癜未发，无明显自觉症状。尿化验：蛋白从（+++）减致（微量），红细胞从满布减到0至2，获得较好的近期效果。

按：赵老对过敏性紫癜合并肾炎常用小蓟饮子和消斑青黛饮加减治疗，意在清热凉血，这种治法对急性期、病程短的病人合适，且有较好的疗效。但本例赵老重用温肾实脾法，这主要是考虑到病程已久，又长期使用清法治疗，必伤脾肾，所以以补为主，获得了较好的效果。

例四 甄某，男，13岁，病历号：93174。

半月余周身骨节串痛，小腿出现紫癜及荨麻疹，时隐时现，鼻衄四次，经治无效，转来我院。

住院检查：两小腿散在紫癜，右髋及两膝关节活动受限，局部稍肿，心、肺、腹未见异常。化验血红蛋白11克%，红细胞380万/立方毫米，白细胞10 200/立方毫米，血小板46万/立方毫米，嗜伊红细胞计数616/立方毫米，尿蛋白（+），红细胞（+++），血沉第1小时46毫米，第2小时85毫米，血生化检查正常，右髋关节拍片显示骨质破坏。两脉沉滑，舌质淡红少苔。

诊断：①过敏性紫癜合并肾炎；②右髋关节结核。

证属邪热内潜营分，血热妄行，溢于肌肤，下迫膀胱。

立法：清热凉血，化斑解毒。

方药：当归6克　赤芍6克　丹皮6克　生地炭12克　白茅根15克　桃仁泥5克　大小蓟10克　生侧柏6克　怀牛膝10克　藕节炭10克　广犀角3克

服药2剂，紫癜减少，尚感头晕，小溲赤，脉细数，舌无垢苔，继予原方加减10剂，诸症悉减，唯尿血尚重，大便不畅，恐血分郁热，下移膀胱，再予清热凉血，利湿通便之剂。

盐泽泻10克　木通6克　滑石10克　猪苓10克　炒栀仁6克　丹皮6克　生地15克　赤芍6克　桃仁5克　火麻仁12克　焦军6克　藕节炭10克　白茅根炭15克

住院一个月，紫癜未再出现，头晕消失，尿化验蛋白微量，白细胞偶见，无管型，紫癜肾炎基本痊愈，乃出院治疗髋关节结核。

按：血瘀营分，充于肌表，而现紫斑，或为浮肿，或有血尿。升降失调则头眩晕，血热下移则尿血，法以清热凉血化斑解毒之剂调治。方中大小蓟、茅根、生地炭、丹皮可以凉血止血；当归、赤芍、侧柏、桃仁可以活血清营；藕节、犀角、牛膝可以解毒清热。

二十六、白血病（1例）

王某，男，5岁，病历号：82477。

一年前患急性淋巴性白血病，住某院治疗缓解，两周来又复加重，持续发热38.2℃左右，肢倦身乏，项颈有串珠状肿物，腹有痞块，化验白细胞4 450/立方毫米，中性粒细胞10%，淋巴球85%，原始淋巴细胞4%，前期淋巴细胞1%。舌苔黄厚，脉弦数，诊为急性淋巴性白血病，证属毒热内潜，营阴受损之证。

立法：清营解毒退热。

方药：广犀角2.4克　粉丹皮6克　大生地10克　丹参6克　连翘10克　胡连1.5克　金银花10克　桃仁5克

青蒿6克　焦麦芽10克　柴胡6克　鲜藿香10克

服上药3剂，体温正常，但仍感肢体关节疼痛，舌苔已退，脉沉数，继于清营解毒和中之剂。

大生地12克　丹参6克　连翘10克　金银花10克　浙贝10克　桃仁3克　柴胡5克　青蒿10克　苏叶3克　赤芍5克　焦楂椰各6克

调治月余，体温平稳，血象有改进，白细胞6 200/立方毫米，中性粒细胞42%，淋巴球58%，尚感精神疲倦，面色苍黄，唇淡苔白，脉细无力，气血虚弱，继予中药调理，嘱其药后继续调治。

当归10克　黄芪10克　丹参6克　甘草5克　麦冬10克　熟地10克　丹皮3克　枸杞子6克　山萸肉10克　怀山药10克　阿胶6克

按：急性淋巴细胞性白血病，往往是毒热潜伏、气阴互受损害，既应折其内潜毒热，又须考虑扶助营阴。而使迁延羁留营分之邪毒早日得化，则血枯失荣精气内夺可以缓解。本例患儿持续发热38.2℃左右，色悴肌羸，面色无华、颈项有串珠状肿物，腹有痞块，中医采用清营解毒退热之剂，先治其标，调治月余，血象有所改进。

二十七、糖原累积症（1例）

狄某，男，2岁半，病历号：92548。

半岁时发现患有“糖原累积症”，肝大四指屡经治疗无效。近日仍嗜睡，日达14~15小时，懒倦无力，少活动，饮食尚可，性急躁，日晡五心烦热，上身丰满，下肢瘦小萎弱，大小便正常，肝肋下8厘米，剑突下6.5厘米，脾肋下4厘米，均较硬，腹大青筋暴露，心肺无异常。舌质光赤无苔，两脉沉涩而弦。证属气血瘀积，日久化为癥结，兼之脾失健运，神倦嗜眠。

立法：益气健脾，活血化瘀。

方药：人参3克　炒白术10克　白扁豆6克　陈皮6克　炒山药10克　莲子肉10克　京三棱3克　蓬莪术3克　桂枝尖6克　桃仁5克　南红花3克　砂仁1.5克　炙草3克

服药3剂，精神好转，活动增加，夜眠安宁，偶有轻咳，舌净无苔，脉沉弦，原方加减继服。

党参6克　白术6克　怀山药10克　京三棱3克　蓬莪术3克　桂枝尖6克　桃仁泥5克　南红花3克　炙鳖甲10克　炒杏仁5克　瓜蒌仁10克　炮姜3克

连服9剂，病情稳定，睡眠时间缩短，精神好转，五心烦热减轻，二便自调，肝脾肿大如故，硬度减，脉沉、左弦，舌净无苔，继以化瘀软坚益血之剂。嘱其仍须继续调治。

炙鳖甲10克　生杭芍10克　生熟地各6克　京三棱3克　蓬莪术3克　川朴5克　桂枝尖5克　桃仁泥5克　南红花3克　炒鸡金10克　焦楂榔各12克　胡连1.5克

按：中医认为癥病属脏，着而不移，有形而坚硬，瘕病属腑，移而不着，无形而留止不定。凡属中阳不足，脾胃有伤，肝气瘀滞，脾失健运，形成痞块者，治疗皆较困难。《景岳全书·杂证论》："无形之聚其散易，有形之积其破难。"若纯用攻伐则中阳愈损；纯用补益则癥瘕难化，故应采用攻其有形，补其无形。但终因此病难治，所以临床虽能改善症状，但不能痊愈，有待中西医结合进一步探讨。

二十八、糖尿病（1例）

常某，女，10岁，病历号：22641。

半年来烦渴多饮，食量大增，日益消瘦，每夜常需加餐方能入睡，偶有小腿抽搐，曾经住某医院，控制饮食，胰岛素治疗，曾三度出现低血糖休克。经治无效，转诊来院，查心、肺、腹正常，血糖250毫克%，尿糖（++++），定量为165克/24小时，血胆固醇333.3毫克%。

舌净，两脉缓滑。证乃气阴两虚之消渴症。

立法：滋补肺胃。

方药：黄芪12克　寸冬6克　枸杞子10克　野台参12克　北五味子5克　大熟地12克

先后配以桂附地黄丸、阿胶鸡子黄汤、西药胰岛素等治疗，无明显好转，改由赵老诊治。

患儿面色晄白，心中烦急，时感头痛，心中不适，以知柏地黄汤化裁：

盐黄柏5克　肥知母6克　山萸肉12克　怀山药12克　丹皮6克　泽泻10克　生熟地各10克　花粉12克　茯神12克　川芎6克　鲜石斛12克　龟甲胶6克　煅牡蛎10克

调治月余，三消好转，化验尚无明显改进。脉滑无力，舌无垢苔，大便调，近日遇风时感头痛，继以滋阴潜阳，益气补血之剂。

台党参10克　云苓12克　煅龙骨10克　制龟甲6克　菖蒲6克　朱远志6克　归身10克　天花粉12克　桑螵蛸10克　带心麦冬10克

服药3剂，体重渐增，颜面肌肤稍感丰满，原方化裁，又调治月余，体弱头晕逐渐恢复，病情稳定。化验尚未正常，带药出院调理。

按：糖尿病在儿科比较少见，根治实属困难。本案烦渴多饮，消谷善饥，小便频数，饮一溲二，状若米泔，治以滋益肺液，兼补肾阴，俾其水升火降，阳平阴秘，而得好转，服药多日，三消虽退，而化验进步不大，其后改投知柏地黄加减，但无改善，继而又以滋阴潜阳，补益气血之剂，始得逐步改进。说明阴不敛阳，较难改善，但全部自觉症状消失，惟化验尚未正常，仍属收到一定的治疗效果。

二十九、癫痫（9例）

例一 王某，男，11岁，病历号：199884。

患儿在八年前患癫痫至今未愈，现每年发作1～3次，多在晚间发作，发作时口吐痰沫，牙关紧闭，不省人事。近日发作较勤，抽搐时间较长，服苯妥英钠或注射镇静药后方解，发作后感觉头痛睡眠不安，时有烦急。曾在各医院治疗不效，故来门诊，诊为痰痫。为平素痰热内伏，复受惊恐，扰及厥阴所致。

立法：清热化痰，镇惊定搐，活血熄风。

方药：生侧柏10克　天竹黄6克　胆草6克　地龙6克　青礞石10克　橘红6克　磁石10克　红花3克　桃仁5克　钩藤5克　全蝎3克　焦楂10克

化风锭1丸，日2次。

上方加减共进36剂，症状平稳，惟痰多，纳差，舌无苔，脉弦缓，再拟前法化裁。

钩藤5克　青礞石12克　法夏5克　桃仁5克　红花6

克　磁石10克　全蝎3克　地龙10克　化橘红6克　胆草6克　神曲10克　炒麦芽10克

化风锭1丸，每日2次。

上药又进16剂，合化风锭20丸后，三周来门诊诉服药后再未发作抽搐，继续治疗四个月后，用礞石滚痰丸和医痫无双丸交替服用，巩固疗效。一年后来门诊痫搐基本痊愈。

按：赵老治疗痫证，大法以逐痰、镇惊、清心安神、平肝定搐、通经活络为大法。痫证不论哪一类型，都有痰蒙心包、心失所养的病机，所以凡属因惊挟热，炼液生痰，阻于心窍，即有突发昏扑搐搦之象，迨痰阻外泻，卫气苏回，则神清搐止。赵老在治各种类型的痫证时，都不能缺少豁痰，祛痰类药物，如半夏、竹沥、胆南星、天竹黄、杏仁等。此例，以痰热为主，故除重用豁痰药物外，还配以通经活血的生侧柏、红花、桃仁镇静定搐；平肝熄风的胆草、钩藤、全蝎等，疗效较满意。

例二　陈某，男，9岁，病历号：196213。

一年前突然发作昏扑抽搐，每次发作持续约十分钟，口吐涎沫，诊时脉弦细，舌质微红，诊为惊痫，乃因惊挟热，痰阻空窍，故突发昏扑抽搐。迨痰阻排泻，卫气苏回，则搐始止。

立法：清热开窍，活血熄风，镇惊定搐。

方药：红花5克　生地12克　菖蒲6克　礞石12克　桃仁3克　钩藤6克　全虫3克　天麻6克　磁石12克　珍珠母15克　神曲12克　黄芩6克

服上药后数月未发作，但劳累又复犯病，当时抽搐流涎，尿失禁，持续半小时，舌洁，脉弦细，再按前法加减为治。

礞石10克　地龙6克　钩藤5克　全虫5克　桃仁6克　红花3克　生侧柏10克　桑枝10克　天竹黄10克　神曲10克　菖蒲10克　天麻6克

化风锭每服1丸，日2次。

服上药加减3月，余症基本痊愈，未再复发。

按：此案治疗采用镇惊定搐，开窍熄风，活血行血法，而收到明显效果。方中磁石、礞石、珍珠母，有平肝镇惊之效；钩藤、天麻、全虫、地龙有熄风止抽之力，妙在桃、红、侧柏活血行血，以增强熄风止抽之功，这些用药特点，都是赵老多年临床实践的结晶。

例三　于某，男，11岁，病历号：210545。

1973年10月19日初诊：患儿于1971年1月开始，左手颤动，渐发为痫抽，1～2月发作一次，每次发作约30～40分钟，神识昏迷，呼吸有时窒息，醒后疲乏无力，经某医院诊断为癫痫，嘱服鲁米那和苯妥英钠，每次各1片，日服3次。现已服药一年半，至今未见明显效果。舌质微红，脉沉弦。证属惊热伤肝，脑络受损，而致惊痫之候。

生石决明12克　青礞石12克　全蝎5克　红花3克　地龙6克　生侧柏10克　桃仁5克　蜈蚣1条　天竺黄10克　橘络10克　代赭石10克　生草3克

1974年1月11日，家长代诉药服6剂，痫搐仅发作1次，约20分钟，大便正常，舌质微红，仍按原方加减：

钩藤5克　菖蒲10克　代赭石10克　全蝎3克　生石决明12克　红花5克　桃仁泥3克　天麻6克　天竺黄10克　茯神10克　煅牡蛎10克　青礞石10克

1974年1月29日三诊：全身轻松，已不困乏，心烦，手未颤，西药逐渐减少，现已停用。舌质如常，脉缓，仍服前方6剂。

1974年2月11日四诊：经赵老治疗后，未发现痫搐，曾于2月7日早晨感觉手指发麻，但未见抽搐发作，自诉停西药20天以上，精神无不适，要求丸药常服。

丸药处方：

代赭石10克　煅牡蛎12克　云苓12克　青礞石15克　钩藤6克　桃仁5克　南红花5克　珍珠母24克　地龙6克　磁石10克　生侧柏10克　橘红6克　蜈蚣2条　天麻6克

以上药5剂，共轧细末，蜜丸，丸重10克，每服1丸，日服2次。

按：《素问·至真要大论》谓："诸风掉眩，皆属于肝"，故有风气通于肝之说。风动则木摇，头项强直震颤，皆风之为患。采取熄风镇痉如天麻、蜈蚣、全蝎、地龙等品，以止抽。礞石、竺黄、石决明、橘络以疏络化痰；桃仁、红花、侧柏、钩藤用以活血止痉。可以达到定搐熄风、镇惊消痰的作用。

例四　田某，男，4岁半，病历号：208876。

1973年7月12日初诊：1970年3月发现癫痫，症见头向左倾，不能走路，意识清楚，四肢无抽搐，此后一个月左右发病一次，出麻疹和高热时抽风2次，在某医院诊为癫痫。曾以鲁米那、利眠宁治疗，3个月未发作。近来常因扁桃体发炎红肿，大便干燥诱发痫证。目前咳嗽、有痰，舌质边红，脉弦。证属肝风内动，痰热扰心。

立法：熄风，清热，化痰，佐以活血。

方药：天竹黄10克　南红花3克　磁石10克　青礞石10克　神曲12克　钩藤5克　地龙6克　桃仁6克　生侧柏10克　全蝎5克　天麻5克　生甘草3克

二诊：1973年7月24日　癫痫未发，舌质无特殊，微有薄白苔，脉弦缓。再以清热熄风定搐。

忍冬藤10克　黑玄参6克　青礞石10克　神曲6克　桃仁5克　生侧柏6克　全蝎3克　磁石10克　地龙5克　麦冬10克　连翘6克　生甘草3克

三诊：1973年8月16日痫未再发，近日大便又干，口有糜烂，再以清热润肠熄风之剂。

天竹黄10克　忍冬花10克　钩藤3克　全蝎3克　黄芩6克　生地10克　神曲10克　蝉蜕5克　地龙6克　炒栀子5克　连翘10克　生甘草3克

四诊：1973年9月13日服药期间扁桃体化脓，发热、但癫痫未发，苔微黄，脉滑数。

钩藤5克　青礞石10克　神曲10克　全虫3克　地龙5克　蝉蜕5克　生侧柏6克　生地10克　黄芩6克　麦冬10克　连翘10克　生甘草3克

五诊：1973年10月11日扁桃体割除，近日头部太阳穴处疼，有伤风表现，治以疏风解表止痛。

杭菊10克　白芷6克　蔓荆子10克　薄荷2.4克　使君子10克　荆芥穗3克　淡豆豉5克　银花藤10克　炒鸡内金10克　神曲10克

六诊：1973年11月13日代诉痫搐已7个月未发，近日微有咽红，咳嗽声重，浊痰多，再以清肺化痰止搐之剂，配服丸药。

另：医痫无双丸10袋，每服三分之二袋，每日1次。

按：本病治疗时首先采用清热熄风定搐，经过数次治疗，病势始终未见发作，在扁桃体化脓、高热、感冒等情况下，都未见癫痫发作，近期疗效是满意的。

例五 吕某，女，2 岁半，病历号：201070。

1973 年 1 月 30 日初诊：患癫痫一年半，发作时面赤，两手握持不放，两足拘急，发憋，每晚睡前发作，经其他医院治疗不效，来我院求治。赵老初诊时脉沉数，苔薄黄，诊为癫痫。属于肝火上升，肝风内扰。治以清肝，定搐，活血，熄风。

方药：代赭石 6 克　龙胆草 5 克　钩藤 3 克　红花 3 克　桃仁 5 克　全蝎 3 克　黄芩 10 克　伸筋草 10 克　磁石 10 克　生地 12 克　神曲 10 克　焦军 3 克　天麻 6 克

服药 9 剂，随访半年未再发作。

按：此例痫搐因肝火上升，肝风内扰所致，所以治疗以清肝、镇肝熄风为主，药选龙胆草、代赭石、磁石、天麻、钩藤、全蝎等，合用桃仁、红花等以活血，以增强熄风的作用，取其“治风先治血，血行风自灭”之理，这也是赵老治疗癫痫常用的大法。

例六 刘男，8 岁，病历号：68185。

3 岁时患麻疹，高热抽风，病后始发癫痫，5 年来每日发作一次，约 3～20 分钟，发作时，两目上吊，牙关紧闭，手足抽动，时有啼叫，夜间尤甚，发作后入睡，醒后不知发作时情形，屡经院外治疗，不见好转，乃来我院求治。诊时舌苔黄腻，脉平，认为此乃病后痰热不清，肝阳偏亢之痫症。

立法：涤痰镇惊，清肝熄风。

方药：当归 6 克　朱茯神 6 克　朱远志 6 克　炒杏仁 6 克　钩藤 6 克　化橘红 6 克　清水蝎 3 克　僵蚕 6 克　甘

草5克

服药3剂未再发作，夜眠安静，一直守方治疗，3年后随访，一直未再发作。

按：本案麻疹高热抽风后继发癫痫，乃因痰热不清、肝阳偏亢，重用涤痰镇惊、清肝熄风法而获效。

例七 黄女，10岁，病历号：209995。

1973年9月7日初诊：1971年由惊吓后抽搐，在××、××、××等医院诊治，均诊为癫痫。服鲁米那、苯妥英钠、僵蛹等未能很好控制。1972年6月抽搐频发，即来我院就诊。脉弦细，舌质微红、无垢苔。诊为癫痫，法以镇惊熄风，化痰止搐为治。

方药：天竺黄10克　青礞石10克　钩藤5克　生侧柏10克　地龙6克　蝉蜕5克　南红花10克　磁石6克　桃仁3克　茯神10克　全蝎3克　蜈蚣1条

1973年9月14日复诊，痫搐未发作，但仍烦躁痰多。舌质微红，脉象沉细。守上方加减。

方药：青礞石12克　化橘红6克　地龙6克　全蝎3克　桃仁5克　菖蒲6克　茯神10克　南红花5克　钩藤5克　生侧柏10克　神曲10克　生甘草3克

1973年9月21日复诊：急躁轻，痰少眠安，镇静剂减半，未发病，舌脉同前，仍按前法加减续服。

钩藤5克　生侧柏10克　青礞石10克　蜈蚣1条　南红花3克　桃仁泥5克　地龙6克　全蝎3克　法夏3克　橘络5克　生地10克　生草3克

1973年10月12日复诊，镇静药已全停，病未犯。脉沉缓，舌无垢苔。继服下方：

青礞石10克　南红花5克　菖蒲6克　全蝎3克　生侧柏10克　钩藤5克　茯神10克　地龙6克　橘络5克　胆

草6克　黄柏3克　生草3克

连续治疗半年，随访一年，病一直未犯。

按：癫痫实属顽固之疾，每易复发，治疗务必耐心、持久，特别是在使用西药镇静剂的情况下，不可骤然停药，要在中药有疗效后，逐渐减量。

本案用镇惊熄风，化痰止搐之法缓解，其中天竺黄、青礞石、磁石、全蝎、蜈蚣、钩藤、蝉蜕、桃仁、红花、生侧柏是赵老治疗癫痫最常用的药物。

例八　王某，男，28岁，病历号：103750。

1963年3月初诊：八年前午睡时突发喊叫，抽搐4~5分钟，昏迷约1小时方醒，醒后疲乏甚，以后约每年发作数次，大多在夜间发作，吐沫。无咬舌、小便失禁，但常从床上跌下。1958年劳累后发作次数增多，至去年几乎每月发作一次，今年9个月发作12次，近2个月更频。上2次相隔只9天，外地医院诊为癫痫。近服苯妥英钠，每日2次，已一个半月，病后头痛、精神差、嗜睡、记忆减退，阅读不耐久，纳佳，便调。既往健康。出生时情况无记忆，无外伤、脑炎脑膜炎史，无慢性咳嗽、咯血史，无生食动物性食物史。20岁前患伤寒、疟疾。父及妹甲状腺大，同乡亦有类似病人。查体一般情况佳。血压115/75毫米汞柱，甲状腺大，活动。心肺腹均无异常，膝反射钝，腿不肿。脉弦小滑，舌尖红、苔薄粘，即给予牛黄清心丸10丸，每日睡前服一丸。

上药服完后转赵老诊治。

诊时自诉服上药后尚平稳，近日尚未发作，唯仍感神倦嗜睡，偶有轻度头痛，烦急较减，舌无垢苔，脉象弦数，再以和肝，定搐，降痰热之剂。

广郁金10克　钩藤3克　全蝎3克　南红花5克　生石决明12克　杭菊10克　白芷10克　大生地12克　胆草6克　通草5克　丹皮6克　代赭石6克

1963年3月20日二诊：服前药癫痫尚未发作，仍有头眩晕，睡眠不好，梦多，脉象沉缓，舌苔黄白相杂，津少，痰热虽减，但仍心血不足，再以养心血安神和肝之剂：

当归10克　生熟地各10克　酸枣仁10克　白芷6克　杭菊10克　肥知母6克　柏子仁6克　远志5克　玄参6克　云苓10克　五味子1.5克

1963年3月25日三诊：服前药后仍感疲乏，常有头眩头痛，食后欲寐，脉象沉缓，舌质边红、中心苔薄黄，证属心血不足，脾脏运化功能减弱，肝阳上冲之候，再以和肝健脾，定搐清头眩之剂。

怀山药10克　焦麦、稻芽各10克　杭菊12克　生熟地各10克　全蝎2.4克　南红花5克　川芎6克　朱远志6克　酒胆草6克　代赭石6克　白芷6克　生石决明12克

降压1号丸，100丸，每服2丸，日2次。

化风锭，50丸，每服1丸，日2次。

1963年3月29日四诊：服前方尚平稳，头眩痛较减，偶有口干，尿短黄，舌尖略红，舌苔薄黄，脉象左弦右缓。

继服前方加用炒栀衣5克，山萸肉10克。

1964年6月17日五诊：自服上药后，已一年余病未犯，近又感觉周身疲倦乏力，饭后多思困睡，如睡不好，则体力支持不了。舌质边微红、苔薄黄，脉象左弦缓右滑，证恐因于脾虚则肢倦，子病累母则肝阳易亢，法以健脾和肝止搐之剂。

云苓10克　炒白术6克　炒薏仁12克　神曲10克　炒枣仁10克　山萸肉10克　泽泻6克　钩藤3克　生石决明10克　鹿角胶6克　人参6克

降压1号丸，60丸，每服2丸，日服2次。

化风锭，30丸，每服1丸，日服2次。

1965年2月5日六诊：1964年10月1日发病一次，约2~3分钟，主要为白日劳动过剧，睡眠较晚所致。现经常感觉疲乏无力，多思睡眠，舌苔无垢，脉象沉细，恐为脾肾不足所致。法以丸剂滋益之。

九转黄精丹，180克，每服10克，日服2次。

1965年2月10日七诊：服前丸药后，感觉周身拘紧，仍多疲倦思睡，食纳尚好，脉象芤数，再以健脾和肝宁神之剂：

怀山药10克　炒白术6克　龙胆草5克　生石决明12克　桃仁泥5克　龟甲胶10克　煅牡蛎10克　银柴胡5克　生熟地各6克　当归6克　通草3克

降压1号丸，120丸，每服2丸，日1次。

化风锭，60丸，每服1丸，日1次。

先后治疗近两年而愈。

按：此病近10年，标实本虚，开始用清热化痰，平肝止搐之剂治其标，继用养血安神、健脾益气之品培其本，历时两年，此顽固之疾获愈。

例九　郑男，3个月，病历号：215511。

1976年10月10日初诊：患儿于妊娠期四月，其母曾行子宫浆膜下肌瘤切除术，于足月行计划性剖腹产。出生后10天即开始左半身抽搐，逐渐加重，于80天后发展到每日抽搐5~7次，在某医院诊断为小儿癫痫，用鲁米那及安定治疗，症状得到控制。在患儿70

天时，家长自动减药，抽搐又犯，日 5 次。指纹隐伏，舌无垢苔。

此乃胎前蕴热，热动肝风而为痫搐。

治重清热熄风，活血止抽。

方药：钩藤 3 克　天竺黄 6 克　全蝎 1 克　天麻 3 克　莲子心 3 克　麦冬 10 克　南红花 1.5 克　黄芩 5 克

并加用化风锭。

治疗经过，以上方为主，随证加入珍珠母 6 克，胆南星 2.4 克，磁石 10 克，蝉蜕 2.4 克，僵蚕面 2.4 克等共治疗 40 天，抽搐一直未犯，鲁米那等药由减量到全部停用，近期疗效明显。

按：此案抓住胎前蕴热，热动肝风这个证候特点，用黄芩、莲子心、麦冬等清热；天麻、钩藤、全蝎、化风锭等熄风；红花活血，治疗 40 天而获效。

三十、发作性睡眠（1 例）

杜某，男，8 岁，病历号：95139。

困倦嗜睡已年余，日夜思睡，精神萎靡，情绪不快，烦急多怒，身倦肢软，走平路易跌跤，智力尚可，注意力不能集中，听课讲话时倾刻入睡，已停学。夜寐不宁，咬牙梦呓，时有肢体小抽动，饮食尚可，便调。脉弦而缓，舌苔薄黄。经脑电图检查，确诊为发作性睡眠。屡经治疗无效。家族中无类似患者，其父母为近血统婚姻。

证属脾虚，兼有肝胆积热。

立法：健脾清热，和肝胆。

方药：云苓 10 克　炒苡仁 10 克　野於术 6 克　龙胆

草3克　炒栀仁5克　鲜生地12克　黄芩10克　生寒水石12克　金银藤12克　焦楂榔各6克　莱菔子10克

服药3剂，夜眠安稳，无惊惕抖动，日间尚感困倦，可复学上课。脾虚已久，肝胆之热尚炽，非短时所能治愈，原方加减，服药3月，诸症又有进步，每逢精神兴奋时，可以克制睡眠，脉弦数，再予清肝胆积热，健脾清心益智之剂。

生寒水石12克　金银藤10克　银柴胡6克　龙胆草6克　桃仁泥5克　莲子心5克　焦楂榔各6克　炒白术10克　焦麦芽10克　朱远志5克　生草3克

牛黄镇惊丸，每服1丸，日服2次。

又治半年后，嗜睡减轻，上课可以听到第3节课，疲劳或过度兴奋之后尚有嗜睡，但已甚轻，偶有遗溺，继予原方加减缓调之。

按：本病在儿童较为罕见，前人多谓“脾虚生困倦”又谓：“四肢属脾”，因此考虑患儿精神萎靡，日夜嗜睡，寐中惊惕，认为脾虚兼有肝胆积热，治以健脾清热兼和肝胆。服药3剂后，夜眠已安稳，已无惊惕抖动。但因脾虚日久，非短期所能痊愈，因之佐以清心益智，待肝胆积热退净后，尚需补益以培元益气善后。

三十一、病毒性脑炎（1例）

韩某，女，5岁半，病历号：183691。

一周来因右上、下肢震颤，头向左倾，口角向左歪斜，于1976年6月28日住北京某医院儿科。入院前2周，曾有发热、咳嗽、流涕，经治3天热退，但较易疲乏。入院后查体：右鼻唇沟浅，口角略向左歪，舌正中，右上肢肌张力高，伴不自主震颤，右侧腹壁反射（－），右侧巴彬斯基氏征（＋），踝阵挛（＋）。脑脊液检查：白细胞 2 个/立方毫米，蛋白 65 毫克%，糖 68 毫克%，氯化物 655 毫克%。血红蛋白 13 克%，白细胞 10 550/立方毫米，中性 68%，淋巴 27%，单核 5%，血沉 7 毫米/1 小时。超声波检查：中线波有移位。当即请另一医院神经外科会诊：根据曾有发热，起病较快，目前表现右侧轻瘫，伴肢体震颤，复查超声波中线向右移位，考虑左半球较深部病变，性质待定，不除外占位性病变，建议查同位素、脑扫描，必要时做左颈动脉造影。1976 年 7 月 12 日来门诊治疗。症状如上述，舌质微红、无垢腻苔，脉沉缓。诊为风中经络，劫动肝风之候。治以祛风活络、平肝熄风法。

方药：防风 6 克　羌活 3 克　蝉蜕 5 克　桑枝 10 克　全蝎 3 克　地龙 6 克　丝瓜络 6 克　生石决明 12 克　天竺黄 10 克　南红花 5 克　生侧柏 10 克

服上方 9 剂，病情稳定，未再恶化，精神、食纳转好。建议家长在继续服用中药的同时，进一步检查，以便明确诊断。

1976 年 7 月 23 日在某医院作脑同位素扫描发现：前后位、左侧位、右侧位均见在中线稍偏左部有明显的放射性浓集区，提示为占位性病变；但脑血管造影未提示占位性病变。

由于唐山、丰南一带强烈地震，患儿中断了一段时间检查治疗，仅服用上方 12 剂。

1976 年 9 月 13 日二诊：检查：神清，右上、下肢不全瘫，伴不自主震颤。眼底出现早期水肿。脉象沉数，舌质略红。仍系风中经络，肝风未熄之候。治重平肝熄风，活血通络，并佐人参益气生津，意在扶正祛邪。

方药：生石决明10克　僵蚕面3克（冲）　钩藤6克　地龙6克　橘络5克　桑枝10克　银花藤10克　南红花5克　桃仁3克　生侧柏10克　当归6克　人参1.5克

1976年10月8日三诊：连服上方20余剂，右侧肢体活动恢复，震颤明显减轻，仅觉夜间右上肢发麻，搓揉则好转。风邪渐除，肝风渐平，但血脉不畅，经络失养，故见麻木。治重养血活血，通经活络，佐熄风之品。

方药：当归10克　杭芍6克　大生地12克　桃仁5克　南红花3克　生侧柏10克　桑枝12克　橘络6克　伸筋草10克　地龙6克　淡竹叶6克　生甘草3克

1976年10月15日四诊：经以上处理麻木消失，已无明显自觉症状，仅右手在用力握物时略感颤动。脉沉缓，舌正常。用益气通络，调和营卫之法善后。

方药：生黄芪12克　党参10克　枸杞子10克　桂枝尖5克　杭白芍5克　炙甘草3克　钩藤6克　地龙6克　橘络5克　生石决明15克　煅牡蛎15克　生侧柏15克

1976年10月30日五诊：患儿跑跳如常，无自觉症状。在北京某医院复查同位素扫描，结果前后位、左侧位、右侧位均未见到放射性异常浓聚。

按：现代医学根据发病前有感冒发热史，起病较快，脑脊液检查蛋白增高，氯化物降低，糖正常，脑血管造影及脑同位素扫描复查结果除外了脑部占位性病变，最后诊断为病毒性脑炎。根据口角歪斜、半身不遂等症状特点相当于祖国医学的中风范畴。

有关中风的病因病机，历代医家论述颇多，但众说不一，有主风，有主火，有主气，有主痰。有分真中、类中；有分内风、外风。赵老认为本例患儿中风主要是外感风邪，中于经络，引动肝风。赵老责之为机体气血本虚，正如《灵枢·百病始生》记载：“卒然逢疾风暴雨而不病者，盖无虚，故邪不能独伤人。此必因虚邪之风，与其身形，两虚相得，乃客其形。”由于气血虚，经络失养，易为邪风所中；由于肝藏血，血虚不能养肝，容易导致肝风内动。所以，气血虚是内因，风邪是外因，内因是发病的依据，外因是发病的条件，外因通过内因而起作用。赵老根据这个认识，在治疗此类疾病过程中既注意祛外邪，又注重扶正气。一般情况下，早期以祛邪为主；中期于祛邪的同时，佐以扶正；疾病恢复期以扶正为主。本例患儿的治疗，开始针对邪风，以治风为主，重用防风、羌活、蝉蜕等散风药物；同时加用全蝎、地龙、生石决明等药平肝熄风，佐红花、生侧柏活血，意在加强祛风之力。赵老的经验是：有邪先祛邪，用药恰当不仅不伤正，相反，可以起到邪除正安之效。实践证明，在邪盛正未衰的情况下，祛邪愈彻底，疗效更快，后遗症更少。但到了一定阶段，邪势已减之后，就可加入扶正之品，本例在第二诊加入人参、当归益气养血即本此意；病到恢复期，邪去而正气未复，就重用扶正之品，赵老根据本病气血虚为内因的认识，用黄芪、党参补气，当归、白芍补血，以巩固疗效。

三十二、病毒性脑炎后遗症（1例）

李男，2岁8个月，病历号：212129。

1974年5月10日初诊：半年前因患病毒性脑炎，

留有后遗症，经常抽搐，每日约有20余次，双目失明，说话不清，脉沉弦稍数，舌苔净，证系平素肝阳偏亢，复感温毒，伤及脑络所致。

立法：清热平肝，活血熄风，佐以开窍。

方药：菖蒲6克　蝉蜕5克　生地10克　生石决明12克　生寒水石12克　桃仁泥3克　知母5克　钩藤5克　全蝎2.4克　珍珠母10克　神曲10克　生草3克

以上方为主，随证加减治疗55天，抽搐由一日20余次减为10天左右抽搐5～6次，双目已能视物，但智力仍差，说话不利。仍宗前法加减调治。

钩藤5克　白蒺藜10克　生石决明12克　全蝎3克　南红花5克　桃仁泥3克　生石膏24克　蝉蜕6克　生侧柏10克　金银藤10克　天竺黄10克　生草3克

再治三个半月，抽搐止，视觉恢复，说话较前清楚，智力有所进步。但仍烦躁起急，欲动不静。此肝热不清，肝阳上亢，再重用清热平肝、镇惊活血之法。

钩藤5克　天麻6克　龙胆草5克　山栀子6克　生石决明15克　煅牡蛎12克　生地12克　桃仁3克　南红花3克　莲子心5克　地龙6克　蜈蚣2条

按：本例病毒性脑炎后遗症既有抽搐，又有失明，赵老从肝论治，重清肝热平肝阳，用石决明、珍珠母、龙胆草之类，兼用活血熄风之品，共治半年，获得较满意的临床效果。

三十三、脑膜炎后遗症（1例）

陶女，3岁，病历号：82638。

1961年6月26日初诊：半年前因烫伤继发感染，

高热达41℃，合并脑膜炎，反复抽风10余次，经治疗感染控制，但后遗抽风，每遇发热发作更甚，伴有头痛、呕吐、颈项强直等症状，先后住院9次，未能治愈。近日饮食欠佳，夜眠尚可，大小便正常，舌质微红，指纹隐紫，脉细数，系表邪之后，余毒未净，热犯厥阴。

立法：清肝热，化余毒，熄风止痉。

方药：钩藤2.4克　桃杏仁各3克　金银花10克　僵蚕5克　麦冬10克　浙贝6克　焦麦稻芽各6克　焦军3克　连翘6克　生草2.4克

化风锭，每服1丸，日服3次。

6月30日来诊：服药2剂，诸症平稳，未再抽搐，原方加减继服3剂。

钩藤3克　金银花10克　天竺黄5克　广橘红5克　麦冬10克　浙贝6克　知母5克　焦麦芽10克　桃仁3克　焦军3克

化风锭，每服1丸，日服2次。

经治疗40日，未再抽风，精神食欲均好，乃予原方化裁巩固之。

按：患儿病后遗留抽搐动风，究其原因，不外患儿本身内热过盛，灼伤肝络。《内经》上说："诸风掉眩，皆属于肝。"解除这类病儿的痛苦，都应当采用清肝热熄风止痉，为治疗上的主要对策。化风锭为清热熄风、镇惊止抽之良方，适用于脑膜炎、脑炎后遗症。

三十四、中毒性脑病（2例）

例一　袁女，5岁，病历号：134157。

患儿在一岁时患中毒痢合并中毒性脑病，经某医院治疗，留有语言迟钝，智力低下，两眼发直，视物模糊。舌质微红、苔薄黄，脉沉数，大便干，证系温毒灼伤脑络，犯扰厥阴心包所致。

立法：清心解毒，醒脑和肝，活血熄风。

方药：莲子心1.5克　连翘10克　竺黄6克　花粉10克　酒军3克　菖蒲6克　远志6克　生石决明10克　石斛10克　玳瑁10克　桃仁6克　僵蚕6克　全蝎3克

上方加减共调治二月余，病情有好转，两目视物较前灵活，语言较前流利，智力亦有进步，大便转软，舌质微红、苔薄黄，脉弦细，再拟前法加减。

龙胆草6克　南红花5克　生石决明12克　僵蚕6克　连翘10克　炒栀子6克　焦楂榔各10克　生地炭6克　菖蒲5克　川郁金6克　生草3克

上方继服用两月，病情逐渐好转，效果基本巩固。

按：赵老治疗此类患儿的指导思想，首先认为病毒脑炎，乃温毒邪热，深入脑络、厥阴，瘀积凝滞，蒙蔽心窍。当时治疗应重用解毒化秽，芳香醒窍，否则邪毒缠绵深入，由实转虚，内陷营血，可造成后遗顽固不治之症。治疗后遗症之法，除用一般醒脑开窍，熄风化浊之剂外，且多与清其虚热，解毒活血和肝之品相配伍。

如本例患儿患中毒痢后遗脑病，语言迟钝，智力呆痴，两目视物呆板。经服用中药清心解毒、醒脑和肝，活血熄风之剂，很快使病情有好转。这种视觉、听觉、智力迟钝、语言低下，皆属因病损害了小儿神经中枢，影响了脑发育障碍。赵老从临床经验中体会到，凡是脑病，如果部分知觉尚好，这样治疗希望比较大，设若全部知觉失灵，则中药效果也不甚理想。

例二 周某，女，10岁，病历号：87661。

1961年9月27日初诊：生后10个月，曾患重病，高热抽风，病后目光呆滞，视而不见，精神异常，不能讲话，哭笑无常，左上下肢运动障碍，手不能握物，走路横行，步态不稳，脉沉弦数，舌无垢苔，诊为中毒脑病后遗症，视神经萎缩，乃邪入脑髓，损及经络所致。

立法：益智，和肝，舒络，开窍。

方药：菖蒲6克　远志5克　连心麦冬10克　桃仁泥5克　玳瑁6克　炒栀衣5克　大生地10克　化橘红6克　焦楂肉10克　木通5克　生草5克

10月4日服药后变化不大，继以益智，开窍之剂治之。

益智仁6克　朱远志6克　连心麦冬12克　菖蒲6克　玳瑁6克　知母6克　化橘红5克　伸筋草6克　南红花3克　大生地10克

上方服10余剂，诸症稍见进步，舌苔垢腻，脉沉细缓，继以原方加减，拟开窍，益智，清心，佐以涤痰之剂。

益智仁6克　玳瑁6克　连心麦冬10克　菖蒲6克　南红花3克　焦麦芽10克　生地10克　礞石3克　化橘红5克　瓜蒌12克　生草5克

一周后来诊，诸症见好转，以丸剂缓调之。

降压1号丸，60丸，每服一丸半，日2次。

1962年1月12日再诊：经服药，走路已能辨识途径，语言较清楚，但记忆力仍差，理解力慢。

舌无垢苔、舌质略红，脉象沉细。再拟清心开窍，滋益之剂。

菖蒲6克　益智仁10克　朱寸冬6克　南沙参10克

钩藤3克　丝瓜络10克　桃仁3克　莲心3克　玄参6克

服药10余剂，现神识较前有进步，记忆力尚差，继以前方加减。

菖蒲6克　生石决明12克　煅牡蛎10克　朱远志6克　玳瑁6克　朱寸冬10克　莲心5克　化橘红6克　天竹黄6克　石斛10克　生草3克

上方服10余剂后，视力见好转，目视灵活，视野扩大，言语如前，步行稳健些。

至4月18日来诊，诉分析事物能力稍有好转，舌无垢苔，脉尚迟缓，仍以益智开窍和中之剂：

益智仁10克　石菖蒲6克　生石决明12克　莲子心5克　石斛6克　天竹黄6克　浙贝母10克　炒杏仁5克　茯神10克　生草3克　生龟甲10克

服上方一月后，患儿来诊，家长诉智力有所好转，可以认识一般的物品，精神食欲尚好，舌无垢苔，脉濡细，仍以前方加减。

败龟甲10克　益智仁10克　石菖蒲6克　莲子心5克　盐黄柏5克　石斛10克　远志6克　木通5克　白通草3克　南红花3克　杭芍6克

因患儿病情重，经服药后诸症有进步，对一般事物能记忆，但只维持几分钟，目能视，但平衡控制差，动作不协调，以后以针灸、电疗等治疗。

按：本案为邪毒犯脑，温热蒙蔽中宫，心阴受损，视而不见，以至精神异常，肢体活动失灵。《灵枢·大惑论》指出："五脏六腑之精气，皆上注于目……"。心阴蒙蔽，则哭笑无常，脑部受损，则肢体有所障碍。治疗采用开窍、清心、舒络、和肝，致使这顽固病患，治疗后有所好转。

三十五、智力发育不良（1 例）

段女，8 岁，病历号：188146。

1972 年 10 月 20 日初诊：智力发育不良，发热抽风已 4 年。4 年前突然发热、抽风，经本地卫生站，西城区某医院注射镇静剂转某医院。住院 7 天，出院后，每遇发热（38.5℃）即患抽风，一个月或三个月发作一次，智力低下，语言不利，记忆力差，数字观念不清，脉沉弦有力，舌苔薄黄，证属毒热灼伤脑络，劫动肝风。法以醒脑开窍，平肝活血之剂。

菖蒲 10 克　莲子心 5 克　生地 10 克　广橘红 6 克　杭菊 6 克　蒲公英 10 克　天竺黄 10 克　代赭石 10 克　南红花 3 克　玳瑁 6 克　生甘草 3 克

1972 年 11 月 17 日复诊：上方加减共服 22 剂，在此期间曾 3 次发热达 38℃，未见抽风。患儿较前安静，智力有所好转，仍守前法：

珍珠母 10 克　炒栀子 5 克　菖蒲 10 克　桃仁 5 克　南红花 3 克　钩藤 6 克　焦楂 6 克　寒水石 12 克　代赭石 10 克　蝉蜕 6 克　玳瑁 6 克　莲心 5 克

1972 年 12 月 1 日复诊：服前药智力好转，但较常人差，曾掉入泥坑后发热也未抽搐，舌苔薄黄，脉弦有力，再以清心醒脑降痰热之剂。

广橘红 6 克　代赭石 10 克　珍珠母 10 克　焦楂 6 克　生侧柏 6 克　南红花 3 克　桃仁 5 克　生地 10 克　花粉 10 克　寒水石 12 克　蝉蜕 6 克　生草 3 克

1973 年 2 月 9 日复诊：上方加减治疗两月余，多次发热未犯抽搐，且感冒后体温不至立即增高，智力好转，脉弦数，无垢苔，再以醒神开窍，清脑之剂。

龙胆草6克　代赭石10克　生石膏18克　菖蒲10克
钩藤5克　益智仁10克　麦冬10克　茯神10克　蝉蜕5克
银花10克　珍珠母10克　桃仁5克

以上方为主加减治疗并配合使用降压1号丸，共治疗一年余，患儿抽搐已止，智力明显好转，能独立思考，可以算算术，可讲清楚的普通话。

按：此类病人，究其致病因素，不外热伤脑络，劫动肝风。首先使用熄风、醒脑、解毒、清热的药物，继而采用清心降痰，醒窍安神方剂，促使疗效巩固。同时加用活血行血之品，以促使生机转化，寓泻于补，使患儿高热抽风得愈，智力也见好转。

三十六、脑外伤（1例）

赵某，男，1岁半，病历号：63968。

4天前照顾欠周，儿童自车上跌下，头部着地，当即昏迷不啼，急送某医院抢救，输氧稍见好转，继而左上下肢抽动不止，右上肢瘫痪不能活动，颈向后背，双目凝视，斜向右侧，频吐不止，神志不清，经某医院神经外科会诊后收容住院，查脑脊液有血细胞，诊为脑挫裂伤。住院治疗四日，仍高热不降，并出现口眼歪斜，遂转入本院住院治疗。

当时检查：体温38～39℃，神志昏迷，右上肢完全性强直性瘫痪，右下肢不完全性强直性瘫痪，左上下肢时有抽动，目斜视，口眼歪向左侧，右眼不闭，膝腱反射亢进，无病理反射，心、肺、腹未见异常，舌苔中心薄黄，两脉细数，诊为脑挫裂伤。

立法：清热活血，熄风止痉。

方药：金银花10克　天麻3克　生地10克　木瓜6克　桑枝10克　丹皮6克　南红花3克　生侧柏6克　朱寸冬6克　菊花6克

羚羊粉0.15克，日服3次。

服药1剂，当日神识清醒，未再呕吐，饮食尚差，喉有痰鸣，仍抽搐不止。脉洪数，原方化裁。

僵蚕3克　南红花3克　生地10克　天竹黄5克　清水蝎2.4克　金银花10克　大小蓟10克　桃杏仁各3克　焦军3.6克　汉三七2.4克

局方至宝丹1/4丸，日服4次。

次日，神识清楚，能识人，右上下肢可以自由活动，下肢进步尤著，未再抽搐，2日后仍有两眼直视、烦急，体温尚有波动，住院第5日，再进清肝热，活血利关节之剂。

金银花10克　青蒿10克　桃仁3克　生地10克　桑枝10克　生石膏18克　胆草3克　莲心3克　僵蚕5克　焦军2.4克

括霜紫雪1/2瓶，日服3次。

住院第9日，病情进一步好转，饮食睡眠均好，右上肢、肘、指关节均可活动，肩关节尚差，右下肢运动良好，踝关节较紧张，口歪眼歪已消失，原方化裁2剂，体温降至正常，神志精神良好，惟颜面皖白，脉象细数，舌无垢腻，继服活血通络，利关节之剂：

当归6克　金银藤10克　嫩桑枝10克　干生地10克　宣木瓜6克　僵蚕6克　清水蝎2.4克　蜈蚣1条　桃仁3克　大麦冬10克　鲜藿香10克

并配合针灸，按摩。

至住院第20日，除右肩活动稍差外，其他肢体关节均运动良好，无其他异常，乃出院继续调治，迅速痊愈，随访观察14年，至今神经系统及肢体功能正常，无癫痫、瘫痪、智力障碍等任何后遗症。

按：本案病情来势危重，赵老考虑跌扑震伤脑窍，兼之邪风外中，郁阻经络，采用急则治标，法以熄风止痉，清热活血。认为外感邪风是为主要病因。肝风内动，经脉拘急。如果这时采用镇静方剂，势必导致邪风深入。而采用清热活血，熄风止痉之法，继以活血清肝通络，使该证得到全功。

三十七、脑外伤后遗症（1例）

柴某，女，21岁，病历号：203045。

两年半前因跌扑头部受伤，当时昏迷约有十分钟，苏醒后头痛剧烈，呕吐伴有发热，曾在××医院治疗不效。又在北京××医院住院治疗。诊为脑震荡，脑挫伤。经治疗两月余，病情较稳定而出院。出院时右侧肢体肌力差，活动欠灵，仍有头痛、恶心、呕吐。10天后体温又突高达38～39℃，用抗生素无效，停药后自动退热。一月后再次发热达39℃，继而出现精神症状，哭笑无常，打人毁物，幻听幻视，二便不能自理，伴有抽风，两月后又住该院治疗，二周后自动出院。当时检查脑电图为低中幅慢波及快波，过度换气时尤甚，中额部出现较多中高幅阵发慢波。全血象减低（血红蛋白8.5克%，白细胞3，200/立方毫米，血小板6万/立方毫米），谷丙转氨酶210单位。

后经各大医院神经科诊治，用过各种亲神经药、镇静药、抗癫痫药、神经营养药、退热药、抗生素、激素、中药等，均无明显疗效。1972 年 7 月 26 日复查脑电图，额、颞、枕部均有慢波，左侧较显，且左额有阵发性棘波。

各院诊断基本一致，为：脑外伤后遗症，脑萎缩，外伤性癫痫，右侧不全偏瘫，中枢性发热，继发性全血降低。

1973 年 2 月 19 日来我院就诊，当时患者神志昏沉，痴呆不语，生活不能自理，右侧不全偏瘫，抽搐频发，发热不退。证属伤及脑络而致肝阳横逆，扰乱清窍，热毒深入营血。

立法：潜阳熄风，解毒透热，醒脑安神。

方药：煅牡蛎 12 克　玳瑁 10 克　钩藤 6 克　全蝎 3 克　蝉蜕 5 克　连翘 12 克　紫地丁 10 克　熊胆 3 克　莲心 6 克　南红花 3 克　党参 10 克　大麦冬 12 克

上药服 3 剂后，抽止热减，纳增，面色赤，渐转红润，服药 20 剂后，停服一切西药，但神识仍不清，二便仍不能自理。再拟前法加减：

菖蒲 6 克　钩藤 10 克　南红花 5 克　蒲公英 10 克　蝉蜕 5 克　僵蚕 10 克　玳瑁 6 克　金银花 10 克　麦冬 10 克　天竺黄 10 克　党参 10 克　竹叶 6 克　熊胆 1.5 克

上方共进 24 剂，神识渐清，扶能站立，二便稍有知觉，再进 20 剂后肢体活动大有好转，右手能持物，肌力恢复近正常，已能言语，但不清楚，二便能自理，继拟前法加减：

蝉蜕 5 克　菖蒲 6 克　地龙 6 克　橘络 6 克　莲心 5 克　生石膏 24 克　党参 10 克　当归 6 克　川牛膝 10 克　玳瑁 10 克　天麻 5 克　黄芩 6 克

熊胆 0.6 克，日 2 次。

上方进 12 剂，脑电图已近正常，颜面红润神识清楚，身已无热，扶能走百余公尺，脉细缓，舌黄苔，面部有轻度浮肿，再拟补气固肾，清热和肝，佐以宁心，善后调理。

党参 10 克　黄芪 12 克　云苓 12 克　苡仁 10 克　熟地 12 克　泽泻 10 克　生侧柏 10 克　竹叶 6 克　地龙 6 克　煅牡蛎 12 克　玳瑁 6 克　莲心 3 克

此后继续以健脾、清心之剂调治，病情继续好转。1973 年 11 月复查脑电图：轻度不正常。

于 1975 年 6 月 22 日随访患者：发育营养良好，精神饱满，言语行动均与常人无异，饮食、二便、月经均正常，舌苔净，脉象小滑，自诉有时头皮麻木，头痛，性情急躁，尿频，但发热及抽搐始终未再发作，血象正常，各项化验检查均正常。

按：本例患者各医院诊断一致，病情危重，严重的脑挫伤已使中枢神经系统发生实质性病变，临床表现与脑电图改变一致。经各种治疗，病情未被控制，反而日益发展。开始时表现为颅内压增高症状，中枢性发热，右侧轻瘫，继而出现精神失常，癫痫发作等症，脑电图亦由慢波发展为棘波。自 1973 年 2 月来我院中药治疗后，病情显著好转，调治二年，身体已基本恢复正常，远期疗效较好。

赵老认为本病主要在心肝二经，虽由外伤起始，但来诊时已有一年余，病情复杂，邪热陷于心包，肝风内动，发为高热、抽风、昏迷、神明错乱。投以大剂清热熄风之品，如：钩藤、全蝎、玳瑁、莲子心、紫地丁、熊胆等（如无熊胆也可改用人造牛黄或牛苦胆汁）。跌仆之证，必有瘀血，故佐以活血化瘀之红花，亦取“血行风自灭”之意。药后迅速热减抽止，转危为安。病情迁延日久，痰热羁留，正气已伤，故以原法化裁续进。重用菖蒲、天竺黄等开窍豁痰，神志由昧而明，复以党参、当归双补气血，扶正以祛邪。以地龙，橘络之属舒筋活络。气血得充，营卫通畅，精神恢复，行动自如，食纳增加，二便如常。使患者恢复了健康。

三十八、坐骨神经干损伤（1例）

江某，女，4岁，病历号：215339。

1976年5月28日初诊：患儿于一月前因感冒注射百尔定后，立即下肢不能动，左腿不能站立，不能蹲，不能走，足面浮肿，注射部位疼痛，1～2周后软瘫，在某医院诊断为左侧坐骨神经干损伤。一月来左下肢肌肉萎缩。脉平，舌苔中心黄厚。此瘀血内阻，经络不通，筋骨失养。

立法：活血化瘀，舒经活络，强壮筋骨。

方药：桃仁3克　南红花3克　生侧柏10克　伸筋草10克　宣木瓜6克　川牛膝10克　橘络5克　川续断6克　银花藤6克　黄芩6克　神曲10克

治疗经过：以上方为基本方，随证加减，兼用下方外洗：祁艾12克　防风6克　透骨草10克　羌活5克　南红花6克　地龙6克　肉桂3克　乳香6克

治疗一个月能站、能蹲，也能行走，但不能久立，左膝上及足腕部轻度萎缩，注射部位稍有疼痛。

10月8日：守上法继续治疗3个月，患儿局部疼痛消失，已行走如常，但不耐劳，午后即感关节不适。

面色萎黄，脉沉缓，此气血未复，脾肾两虚之候，用河车大造丸配合下方，补气血益脾肾善后。

当归身12克　杭芍10克　阿胶珠10克　党参12克　生侧柏10克　桑枝10克　菟丝子10克　茯苓12克　川牛膝10克　南红花5克　鹿角霜6克　杜仲10克　枸杞子10克　黄芪12克

按：本案因为注射损伤坐骨神经干，赵老认为属于外伤，由瘀血内阻导致经络不通，筋骨失养所致。开始使用活血化瘀法为主，重用桃仁、红花、侧柏等药；后来疼痛消失，并能行走之后，因不耐劳，面色萎黄，脉沉缓，乃一派气血不足，脾肾两虚之象即用补气血，益脾肾之法善后，获得较为理想的疗效。

三十九、弥漫性硬皮病（1例）

白某，女，12岁。

1975年11月26日初诊：患儿一个多月前，因外感发热、咽疼，愈后感觉两肩部皮肤瘙痒，发紧并发现硬结，继而上肢、面部、胸背、臀部皮肤变硬，不能以手指撮起皮折。在××、××、××医院等处求医，被诊断为弥漫性硬皮病，服用维生素D等多种西药效不明显。舌洁无苔，两脉沉紧。此乃邪风入络，肺气不清导致皮肤之开合失调，气血不能通达。用疏风解表，活血化瘀法治疗。

方药：牛蒡子6克　羌独活各6克　蝉蜕6克　桂枝尖6克　杭菊12克　地肤子10克　地龙6克　桃仁5克　红花5克　丹皮6克　生地12克

兼用下方薰洗：祁艾15克　透骨草12克　蝉蜕10克

秦艽10克　红花6克　生侧柏10克　防风6克　羌活6克

以上述治法为主，后随证在内服方中，加有白芍、秦艽、芦根、防风、桑螵蛸等药物。共治疗20天，皮肤变柔软，皮色转红润，硬结基本消退，近期疗效显著。

按：硬皮症是儿童时期少见的结缔组织病。赵老根据肺主皮毛，皮司开合的立论，认为此病是邪气入络，肺气不清，皮之开合失调，气血不能通达所致。重用疏风解表、活血化瘀法治疗获得满意效果。

四十、急性颌下淋巴结炎（1例）

王某，女，10岁。

1975年12月18日初诊：患儿于10日前开始恶寒、发热、咽痛、右侧淋巴结肿大，经××医院等诊断为急性扁桃腺炎、颌下淋巴结炎。经治疗热退，但颌下淋巴结仍肿痛。近因劳累复发热38℃以上，检查右侧颌下淋巴结肿大如鸡蛋，皮色发红，灼热，硬度较大，无波动。脉数，舌质微红。此为热毒内结，实火上炎，气血阻滞，急投清热解毒，散结消肿之剂，以防化脓穿孔。

方药：连翘12克　浙贝末3克（冲服）　黄芩10克　桃仁泥5克　大青叶10克　生石膏30克　花粉12克　麦冬10克　玄参10克　杭菊12克　黄柏5克　竹叶3克

服上方3剂，发热退，颌下淋巴结肿明显消退，仅如蚕豆大小，局部皮肤不红、不热、疼痛消失，脉平，舌微红，守上方3剂而愈。

按：急性颌下淋巴结炎，中医谓之痈。赵老认为热毒内结，实火上炎，气血阻滞所致，急投大剂清热解毒，散结消肿之剂，妙在竹叶、石膏、黄柏、黄芩、青叶相配伍清热解毒不化燥；浙贝、桃仁、花粉、玄参散结消肿不伤阴，实乃治疗痈肿之妙方。

四十一、肌营养不良（1例）

王某，女，4岁

患儿曾于××医院和××医院确诊为肌营养不良，经用ATP治疗约一年，效不显。现两腿仍发软，无力，蹲下后自己起不来。查体肌张力低，腱反射亦低。苔薄白，脉滑。证属风湿阻于经络，血不荣筋所致。

立法：除风湿，通经络，活血脉，调脾胃。

方药：独活3克　桑寄生10克　川牛膝10克　伸筋草6克　木瓜6克　银花藤10克　生侧柏10克　地龙6克　红花3克　炒鸡内金10克　神曲12克

加味金刚丸，每服1丸，每日2次。

上方加减共服6剂，继续服用丸药250丸后，体质较前丰满，跑跳如常，不但蹲下能起来，而且能自己上下楼和翻斤斗，膝反射和肌张力均正常。

按：中医认为本案为风湿阻于经络，血不荣筋所致，所以用除风湿、活血脉以利宗筋。并用加味金刚片（丸）强壮筋骨，治以缓调，收到了一定的效果。

四十二、风湿性关节炎（4例）

例一　杜某，女，5岁，病历号：188375。

半月前突然发烧，伴有扁桃体发炎，曾用四环素和卡那霉素，治疗不效，继而发现踝关节疼痛兼肿，经×

×医院查抗“O”1∶1000，血沉85毫米/小时，诊为风湿性关节炎，给予青霉素和阿司匹林，治疗4天后效不显著，故来我院就诊。

舌苔白腻，脉象小滑。证属素有湿浊内潜经络，复感表邪所致。

立法：疏风解表，除湿活络，活血舒筋。

方药：羌活3克　桂枝3克　威灵仙5克　桑枝10克　秦艽6克　桃仁5克　伸筋草6克　川牛膝10克　木瓜10克　地龙5克　生地10克

上方加减服3剂，症状大减，热退痛止，唯仍肿，大便如羊矢，口唇糜烂，舌苔薄黄，脉数有力，再拟清胃润肠利关节之剂。

黄芩10克　桑枝10克　秦艽6克　地龙6克　生地10克　杭菊6克　火麻仁10克　知母6克　神曲10克　焦军5克　金银花10克

服上方16剂后，症状明显好转，化验抗“O”1∶500，身热未发，关节疼未作，惟近来稍有咳，大便干，面色皖白，舌无苔，脉沉细，再拟前法佐以清肺为治。

伸筋草10克　秦艽10克　桂枝5克　杭菊10克　神曲10克　炒杏仁6克　川贝3克　桃仁5克　党参10克　火麻仁10克　知母6克　瓜蒌仁10克

上方共服12剂，已无发热和关节疼痛之感，微咳，便渐软，舌无苔，脉沉缓，再拟补气活血，温经除湿，润肺止咳，佐以通便善后调理。

秦艽6克　桂枝6克　党参10克　红花5克　杏仁6克　麦冬6克　炙桑皮10克　阿胶珠10克　杭菊10克　石斛10克　焦军5克

按：风湿性关节炎症，为风湿内潜，邪热久羁，兼感表邪，正气为邪所阻，因而留滞不通，或肿或痛或关节不利。本案踝关节疼痛而肿兼有身热，治以疏风解表以散其邪，除湿活络而利宗筋。服药3剂，热退痛减。但大便如羊矢，口唇糜烂，很明显的胃热过盛之象，因之再拟清胃润肠利关节之剂随证施治而效。

例二 周某，男，7岁，病历号：85377。

两日来身热不解，双膝疼痛难行，左侧尤甚，日晡则加重，食纳尚可，夜寐不宁，二便如常，既往曾有关节痛史，来本院时体温38℃，周身皮肤轻度潮红，心尖可闻杂音，两肺呼吸音粗，腹软肝脾不大，两膝关节肿胀压痛，血沉第1小时66毫米，第2小时98毫米。

诊断：风湿热（活动期、关节型）。

辨证：舌根苔薄黄，脉浮数而滑，乃风湿阻于经络，关节痹痛之候。

立法：祛风湿、解表邪。

处方：麻黄3克　薏苡仁15克　甘草5克　白术10克　金银花15克　连翘10克　杏仁6克

治疗经过：一剂身热即减，3剂关节痛已消失，乃于原方加用川牛膝10克，又服3剂，关节红肿已退，行动自如，查体正常，诸症大瘥，乃出院观察。

按：本例风湿内潜，而夹表邪，以致双膝疼痛难行，投以逐风湿利关节之剂，服药后显著好转。

例三 孙某，女，14岁，病历号：54203。

4个月来左膝疼痛，渐及两膝两踝关节，继而上肢关节亦肿痛，运动欠灵，天寒尤甚，屡经中西药治疗，时轻时重，未能治愈。来院时两膝关节压痛明显，踝关节稍肿，运动受限，心、肺、腹未见异常，血常规及血沉正常，关节摄片未见异常。舌苔白薄而滑，脉缓。属风湿阻于经络之痹证。

立法：祛风湿散寒。

方药：桑寄生12克　独活10克　秦艽10克　川牛膝12克　苍术10克　宣木瓜10克　桂枝10克　当归10克　白芍10克　熟地10克　苡仁12克　忍冬藤12克

原方加减，配合针灸、梅花针等，两月后关节肿痛稍减，四肢骨节局部尚痛，两踝尤著，有酸痛及压痛，持重行走时尤甚，请赵老诊治，舌质如常，苔薄黄，脉沉缓，给予活络利关节之剂。

青海风藤各6克　南红花5克　川牛膝10克　秦艽6克　宣木瓜10克　乳没各3克　松节6克　防风5克　羌活5克　生侧柏10克　木通6克

服药3剂，自觉下肢疼痛减轻，又服3剂，膝无不适，仅踝部于持重时稍有酸胀感，行走自如，步态如常。半月后已可下楼，逐步增加活动量。又一周后开始打太极拳，步态轻快，继服活络利关节之剂。

川牛膝10克　宣木瓜10克　青海风藤各6克　秦艽6克　防风6克　防已6克　松节10克　杭芍10克　当归10克　生地黄12克　桑枝12克　丝瓜络10克

住院三个半月，活动已自如，膝踝关节无肿痛，仅在过劳时踝关节稍有磨擦感，查体正常，乃出院调养。

按：风寒湿合而为痹，肢关节肿痛，运动欠灵。古人有风胜为行痹，寒胜为痛痹，湿胜为着痹之说。但是风寒湿三邪是痹证的主要原因，在儿童则以热性病居多。

因为风寒易于化热，临床表现为风湿热痹，亦属不少。所以要确定寒热，不能孤立地看关节痛的轻重，而是要从各方面综合看问题。即以本例来论，治以祛风活络利关节，着重在侧柏、防风、青海风藤、羌活以散风活络；红花、乳没、木瓜、秦艽以活血止痛舒筋；松节、牛膝、木通以逐湿利关节，收到良好效果。

例四 张某，女，13岁，病历号：100083。

3月余手足小关节肿痛，活动行走困难，饮食欠佳，腹胀作痛，身倦乏力，时有恶寒，曾经多种疗法治疗，效不显。近日加重，活动受限，血沉第1小时101毫米，第2小时114毫米。舌净，脉缓。证属风湿袭表，郁阻经络之痹痛。

立法：除风湿，利关节。

方药：宣木瓜10克 桑寄生10克 独活5克 生侧柏10克 炒枳壳6克 桃仁泥5克 生地10克 猪苓10克 桂枝尖6克 秦艽6克 炮姜3克

服药4剂，效果不显，疼痛如故，神倦思寐，胃脘不适，腹泻便溏，日3~4次，脉沉缓、舌无垢苔，改投活血通络、理脾益气之剂。

生杭芍10克 当归6克 大熟地12克 砂仁2.4克 桂枝尖3克 桃仁泥5克 白术6克 怀山药10克 炒苡仁10克 炙草5克

服药3剂后，食饮转佳，关节肿痛大减，原方化裁再服3剂，饮食精神正常，关节活动自如，肿痛全消，大便成形，乃予原方加减巩固。

按：本例关节肿痛，着而不移，湿多则著，故证应从湿重论治。但兼有脾胃虚弱，故后来加用白术、山药、苡仁、砂仁等调气理脾，以及当归、杭芍、生地、桃仁、桂枝等活血通络之品使脾胃健，寒湿得以温运，血行风灭而经络得通，收效显著。

四十三、类风湿性关节炎（2例）

例一 郑某，女，13岁，1976年7月26日门诊。

患儿近一年余指、腕、肩、膝、踝关节疼痛，时有肿胀，检体：心肺腹无殊，右第一掌骨近端肿胀，压痛，血沉5毫米/第1小时，类风湿聚集试验阴性。经会诊，临床上符合类风湿性关节炎。于1976年7月26日，来我院请赵老诊治，处方如下：

宣木瓜6克 桂枝尖5克 秦艽6克 羌活5克 伸筋草10克 生侧柏10克 川牛膝10克 川续断6克 当归10克 防风6克 南红花5克 生地12克

药服10余剂，症状明显好转，每遇天气变化，常有反复。又以：

川牛膝12克 桂枝6克 秦艽10克 当归10克 桃仁5克 南红花5克 生侧柏12克 伸筋草10克 天麻6克 羌活6克 丝瓜络10克 威灵仙6克

共服6剂，关节疼痛大减，关节肿胀消失，要求换方，拟以：

嫩桑枝12克 秦艽6克 木瓜10克 全蝎6克 地龙6克 桃仁5克 南红花5克 威灵仙6克 桂枝6克 川芎6克 生石膏15克 生侧柏10克 金银藤12克 钩藤6克

上药病者共进8剂，症状全部消失，经半年后追踪访问，患儿症状未见复发。

按：病患关节疼痛，时有肿胀，中医则多按痹证处理，《内经》说："风寒湿三气合而为痹。"感受寒湿，达于经络，气血凝滞，发为痹症，风湿留恋经络，营卫不得流通，而致关节肿胀。采用疏风活络利关节行血之剂。秦艽、桂枝、木瓜、羌活能够散风活络逐湿散寒；红花、桃仁、当归、侧柏，可以活血行瘀，利关节而止痛；伸筋草、川牛膝、续断、防风、生地则可祛风利络，兼固腰膝。共服药30剂，痹证已瘥。

例二 何某，女，9岁，病历号：81081。

半年前两次感冒后均伴有周身关节红肿疼痛，延及四肢及脊柱大小关节，曾住某院诊为类风湿关节炎。经激素等西药及理疗等治疗，并切除扁桃体，症状稍减，仍关节疼痛，行走困难，两膝僵直，屈伸不及10～15度角，关节压痛，心肺腹无异常，血沉第1小时30毫米，第2小时65毫米，摄片关节腔增宽。

舌无垢苔，两脉濡细，为风湿郁阻经络，串及周身，着于骨节，形成痹证。

立法：除风湿，利关节。

方药：防已10克 秦艽6克 松节6克 生侧柏10克 乳没各2.4克 羌独活各3克 炮姜5克 南红花5克 桂枝尖5克 生地6克 木瓜10克

服药2剂，疼痛稍减，加伸筋草5克，以助活血通络。又3剂，四肢屈伸活动稍有进步，住院10日，经配合针灸和外敷膏药等治疗，诸症稍减，肩关节疼痛仍著，运动受限，舌净，脉濡数，饮食欠佳，大便不调，乃改驱风活络利关节佐以止痛之剂。

桂枝尖5克 秦艽6克 生侧柏10克 川牛膝10克 松节6克 乳香3克 南红花5克 宣木瓜10克 桃仁泥10克 生地10克 羌独活各6克 桑枝12克

原方加减，住院一月，双腿可自动屈曲达90度，脊柱等各关节肿疼消失，仅走路时左膝尚痛，乃予前方化裁调治两个月，周身关节已无疼痛，四肢屈伸活动自如，无功能障碍，病情稳定，乃出院调治。

按：本例乃风湿潜于经络，血液瘀阻不畅，不通则痛。治以除风湿利关节之剂，兼之佐以活血行瘀，致使顽固痼疾，仅两个半月的时间逐渐恢复。

四十四、荨麻疹（1例）

李某，男，14岁，病历号：59670。

3日来周身风团痒疹，头痛不食，精神倦怠，夜眠欠安，大便燥，小溲短，既往有风湿性关节炎史。

舌苔黄，脉缓，为风热之邪，内郁营分，溢于肌表，发为痒疹。

立法：散风清热解毒。

方药：芥穗6克　薄荷3克　浮萍6克　连翘10克　生地10克　山栀10克　生草5克　生石膏24克　麻黄1.5克　板蓝根10克　赤芍6克　蝉蜕5克　地肤子6克　防风5克

药服3剂，痒疹风团消失而病愈。

按：本病初期疗效易于明显。大便燥，小便赤，兼有苔黄，头痛不食，考虑治以散风清热解毒，3剂药后痒疹消失而病痊愈。设若荨麻疹时轻时重，已经用药过久，转成顽症，则收效不会如此简单。凡属荨麻疹有便秘者皆可加用大黄，若因食物过敏而致者，则可考虑承气汤下之。若瘙痒激烈烦躁不宁者，也可考虑加用白虎汤。若经常时发时愈者，也可考虑防风通圣汤加蝉蜕、僵蚕治之。

四十五、湿疹（1例）

赵某，男，2个月，病历号：93152。

近日乳食欠佳，时多呕逆，颜面起有湿疹渗出作痒，大小便尚好，指纹淡紫至风关，舌苔白滑，为湿浊内潜，胃腑不清，乳滞内热，复感风邪，发为湿疹，治以疏风利湿清热。

防风3克　连翘6克　焦麦芽6克　菊花5克　黄芩3克　生草3克

至圣保元丹，每服半丸，日服2次。

服药2剂，湿痒好转，已无渗出。

按：初生小儿，头面湿疹，常可经年累月迁延难愈，乃肠胃不清，乳滞内蓄，湿热郁蒸外受风邪所致，赵老用疏风利湿清热之剂治之，收效满意。若湿疹严重，加用外敷方剂，其效尤为明显。方用川连面、黄柏面、乳香面、龟甲面各3克，研匀，香油调敷收效更快。

四十六、多汗（1例）

朱某，女，9岁，病历号：53409。

半年来多汗，饮食欠佳，手足发凉，大便尚调，尿不多，肌肉不丰。心、肺、腹未见异常，舌无垢苔，脉沉濡。证属脾虚，健运失调，水谷精微不足以荣养四肢，气血不足，体弱自汗。治宜健脾益胃，和中止汗。

炒鸡金10克　焦麦芽10克　怀山药12克　炒白术6克　煅牡蛎10克　浮小麦10克　使君子10克　龟甲胶6克　云苓10克　知母6克　炙草3克

服药3剂，汗出减少，晚间有时尚觉手足凉，脉沉缓，舌洁无苔。诸症稍有好转，原方加减调治。

煅牡蛎10克　浮小麦10克　炒鸡金10克　云苓10克　使君子10克　焦楂榔各6克　炒白术6克　党参6克　雷丸6克　胡黄连1.2克　焦军3克

按：多汗，常因脾虚胃弱，不能消谷化食，输散水谷之精微，不得内荣五脏，外卫肌表。脾阳不振，则四肢不温，卫气不足，则表虚自汗。故以健脾和中治其本，固表敛汗治其标。

四十七、夜啼（1例）

韩某，女，9个月，病历号：83468。

半月前患感冒，病愈后时多烦急，夜啼，睡眠不实，大便干燥，小溲臊臭。

指纹淡紫，至风关，舌无垢腻，为外感病后，余热不尽，热扰神明，少寐多啼之夜啼证。

立法：清心泻热，安神益智。

方药：朱寸冬10克　炒枣仁6克　木通5克　滑石10克　莲子心3克　知母5克　焦麦芽6克　神曲6克

甲壬金散0.6克，日服3次。

服药1剂而病愈。

按：小儿夜寐不实多啼，乃热扰神明之内热证为多，治以清心泻热安神，热退则神安。其有特殊原因而致烦啼不安者，家长亦需留意观察，如检查小儿衣服有无异物，和是否腹痛喜按和拒按等。这都是小儿夜啼应当留意之点。

四十八、头痛（1例）

赵某，女，4岁，病历号：41317。

畏风头痛四月余，前额尤甚，剧则两目失神，饮食难进，大便尚调，经治无效，转诊来院，查心、肺、腹及神经系统无明显异常。

脉沉缓，舌有剥脱，恐风寒邪郁络，头痛不止。

立法：散寒止痛。

方药：蔓荆子6克　羌独活各5克　细辛2.4克　白芷6克　川芎5克　防风6克　炮姜5克　菊花10克　焦三仙各6克

服药3剂，头痛大减，精神食欲好转。原方去炮姜、焦三仙，加苏叶3克，芦根12克，连服6剂，头痛止。仅食欲稍差。乃予健脾散调理。

按：赵老治疗头痛的经验颇为丰富，这里仅举一例供参考。下面侧重介绍一下赵老治疗头痛的经验。赵老认为：

头痛有外感、内伤之分。外感头痛，常痛不休。内伤头痛，时痛时止。外感原因又有风寒、风热、风湿之分；内伤因素也有痰浊、肝亢、血虚、肾亏之别。

风寒头痛特点为头痛项强，发热恶寒，鼻塞流涕，口不渴，脉象浮紧。

治宜疏风散寒利窍止痛，方选九味羌活汤加味。

风热头痛特点为头目胀痛，口渴咽肿，尿黄，脉浮数。治宜清解散热，利窍散风，方选川芎茶调散加减。

风湿头痛特点为头痛如裹，肢倦体重，纳呆胸闷，小便不畅，脉濡。治宜祛风胜湿，方选香薷饮加味。

痰浊头痛，其症候特点是头痛昏蒙，眩晕痰多，胸脘不畅，呕呃烦乱，脉象弦滑。治宜化痰清肺，降逆止痛，方选二陈、平胃散加减。

肝亢头痛其特点是多在偏侧胀痛，睡不实，易暴怒，眩晕胁痛，脉弦有力。治宜平肝潜阳止痛，方选龙胆泻肝汤加减。

血虚头痛，其特点是头痛绵绵，劳则加剧，下午发作多，唇面苍白，心悸易慌，脉细少力。治宜养血柔肝，清窍止痛，方选四物汤加减化裁。

肾虚头痛，特点是头中空痛，耳鸣，眩晕，腰膝无力，脉细且弱。治宜肾气丸加减。

头痛仅仅是一个症状，很多疾病都可以引起，必须辨病、辨证紧密结合，抓住要害进行治疗。赵老常用的治疗方法如下：

1. 头为诸阳经之总会，凡邪袭入太阳之经，则痛引后脑，连及肩背，治宜辛温解表散寒，用九味羌活汤加减：

羌活6克　防风3克　细辛2.4克　苍术6克　白芷6克　川芎6克　黄芩6克　生地10克　甘草3克　姜葱各少许

2. 头胀痛，前额为甚，乃风邪客于阳明之络，治用辛凉清散法，方选川芎茶调散加减：

荆芥6克　防风3克　细辛1.5克　白芷10克　生石膏15克　薄荷3克　羌活3克　甘草3克　川芎6克

3. 头痛如劈，痛连目珠，为肝阳化火上扰清窍，治宜柔肝熄风利窍之剂。用下方：

钩藤6克　龙胆草6克　生石膏24克　知母6克　白芷10克　僵蚕6克　粳米10克

4. 头额掣痛，引及左耳，夜半尤甚，乃风邪化热，引动肝胆之火，阴分素虚所致，宜以龙胆泻肝汤加减：

龙胆草6克　通草3克　泽泻10克　柴胡5克　白芷10克　藁本6克　生石膏24克　生地12克　当归6克　炒栀子5克　蔓荆子10克

5. 头脑空痛，目花眩晕，乃血虚肝阳上扰，法当养血和肝潜肝阳，方选人参养荣汤加和肝之剂：

人参3克　当归6克　藁本10克　蔓荆子10克　白芍6克　萸肉10克　白芷10克　川芎6克　柴胡5克　远志6克　炒枣仁6克

附：头痛引经药

太阳经——蔓荆子、藁本、羌活。

阳明经——白芷、葛根、生石膏、升麻。

少阳经——柴胡、川芎。

太阴经——苍术、法夏。

少阴经——细辛、吴茱萸。

厥阴经——川芎、柴胡。

四十九、眩晕（1例）

汪某，女，8岁，病历号：91576。

六年来时有眩晕发作，甚则恶心呕吐，两眼发花，头痛且晕，每月余发作一次，屡治不愈，听力尚好，精神饮食好，二便如常。

两脉沉缓，舌无垢苔。为肝气上逆，阳明胃热所致。

立法：和肝清热，活血散风。

方药：香白芷6克　藁本6克　生石决明12克　川芎6克　知母6克　焦楂榔各6克　菊花12克　生地12克　桃

仁泥5克　杭芍6克　朱远志6克　金银花10克

服药3剂，头眩停止，余症悉无，舌质稍赤无苔，两脉弦细。仍以和肝清热之剂巩固之。

龙胆草5克　白芷6克　生石决明12克　菊花10克　朱远志6克　海螵蛸10克　焦麦稻芽各10克　通草3克　桃仁泥5克　金银藤5克　藁本6克　生地10克　续服3剂痊愈。

按：本例乃肝火上炎，阳明胃热之证。根据中医理论，肝气横逆犯胃伤脾，乃用和肝清热，活血散风法，使六年来时有发作之眩晕症，在短时间内痊愈。

五十、腹痛（1例）

单某，男，6岁，病历号：29661。

满腹作痛数月，脐周为甚，时轻时重，偶有嗳气，大便调，小溲黄，曾有排虫史，经驱虫药等治疗，腹痛不减，舌淡无苔，脉沉缓，寒湿郁阻中焦，气滞作痛。

立法：调气散郁止痛。

方药：川楝子10克　台乌药6克　广木香2.4克　川郁金6克　香附6克　姜黄10克　桃仁泥5克　川朴6克　焦三仙各6克　焦军6克　炮姜3克

服药3剂，腹痛停止，未再发作，又以3剂巩固之。

按：暴痛多实、多热、多积滞，久痛多虚、多寒、多气血郁阻。所以古人指出暴痛非寒，久痛非热，虚痛寒痛喜按，实痛热痛拒按，虫痛绕脐时作时止。本例考虑为气滞寒凝，故以调气散寒，则通则不痛。大抵久痛不止，以寒凝气滞为多，故治常以温散辛通为主。

五十一、便血（1例）

韩某，男，8岁，病历号：106022。

一年来时有便红，大便成形，外附鲜血，无腹痛下利等不适，偶有鼻衄，十余日一次，无其他出血现象。查体心、肺、腹正常，无皮下出血点。血红蛋白13.6克%，红细胞520万/立方毫米，白细胞7 300/立方毫米，血小板23万/立方毫米，出血时间1.5分，凝血时间3.0分，大便常规无脓细胞，蛔虫卵0～1。舌净，脉细数。证为脾阳不振，瘀浊留恋，血热妄行，下溢便血。

立法：清营凉血，调和脾胃。

方药：广犀角3克　生地10克　丹皮10克　赤芍12克　地榆炭10克　大小蓟10克　秦皮10克　焦麦芽10克

服药3剂，便血停止，尚有鼻衄少许，余无不适，原方去犀角，加白茅根12克，善后调治。

按：中医谓心主生血，脾主统血，肝主藏血，若脾阳不振，血不循经，下迫大肠而致便血，若热迫营血，妄走于上则鼻衄时作。治以清营凉血，兼调脾胃，因之服药数剂便血即止。